ÉTUDE

SUR QUELQUES CAS

D'HÉMIPLÉGIE HYSTÉRIQUE

PAR

Le Dr Paul HÉLOT

ANCIEN ÉLÈVE DES HÔPITAUX DE ROUEN ET DE PARIS,
MÉDAILLE DE BRONZE DE L'ASSISTANCE PUBLIQUE (1869).

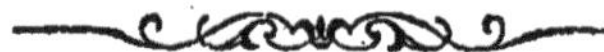

PARIS

L. LECLERC, LIBRAIRE - ÉDITEUR
rue de l'École-de-Médecine, 14.

1870

ÉTUDE

D'HÉMIPLÉGIE HYSTÉRIQUE

Paris. A. PARENT, imprimeur de la Faculté de Médecine, rue Mr.-le-Prince, 31.

ÉTUDE

SUR QUELQUES CAS

D'HÉMIPLÉGIE HYSTÉRIQUE

PAR

LE Dr PAUL HÉLOT

ANCIEN ÉLÈVE DES HÔPITAUX DE ROUEN ET DE PARIS,
MÉDAILLE DE BRONZE DE L'ASSISTANCE PUBLIQUE (1869).

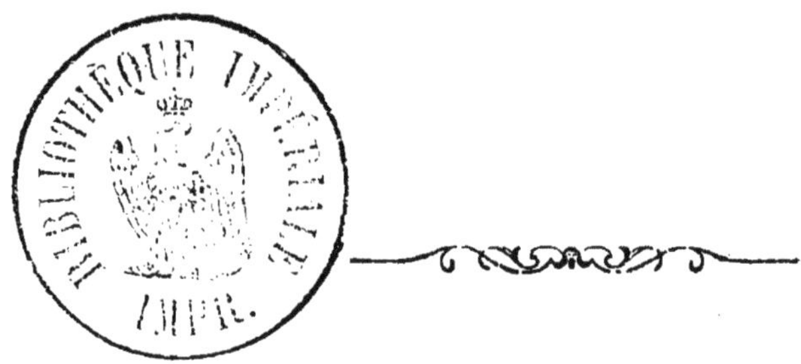

PARIS

LECLERC, LIBRAIRE-ÉDITEUR

Rue de l'École-de-Médecine, 14

1870

INTRODUCTION

Dans le courant de l'année dernière, nous eûmes l'occasion d'observer à l'Hôtel-Dieu, dans le service de M. le Dr Frémy, deux cas très-curieux d'hémiplégie hystérique. Plus tard, un autre fait du même genre s'étant présenté à nous, nous résolûmes de faire une étude complète de cette affection et de comparer les cas que nous avions observés avec ceux que l'on trouve cités dans les divers auteurs. M. Berger, interne distingué des hôpitaux, voulut bien nous communiquer une observation recueillie par lui, il y a quelques mois, dans le service de M. Charcot. Grâce à la bienveillance du savant médecin de la Salpêtrière, nous pûmes à loisir examiner la malade qui en fait le sujet et connaître les modifications survenues dans son état depuis le dernier examen.

Discuter sérieusement et les résultats de nos observations et ceux obtenus par les auteurs qui nous ont précédé dans cette étude; réunir et compléter les éléments de la symptomatologie de l'hémiplégie hystérique ; conclure des signes à un diagnostic peut-être un peu trop négligé par nos devanciers ; tel a été notre but dans ce travail.

Nous commencerons par exposer les faits tels que nous les avons observés ; chaque observation sera suivie d'une discussion sérieuse des points les plus importants, puis nous passerons à l'étude de la symptomatologie, en nous appuyant non-seulement sur les faits que nous citons, mais encore sur ceux que nous rencontrons dans les auteurs ; nous comparerons nos résultats à ceux ci-tés en particulier par M. Briquet, dans son Traité clinique et thérapeutique de l'hystérie ; par MM. Mesnet et Prieur, dans leur thèse inaugurale ; par M. Duchenne (de Boulogne), etc. Ensuite, nous traiterons longuement du diagnostic, et nous terminerons ce travail par quelques lignes sur la marche de la maladie et sur son traitement.

ÉTUDE

SUR QUELQUES CAS

D'HÉMIPLÉGIE HYSTÉRIQUE

L'étude des manifestations de l'hystérie , quelles qu'elles soient, est difficile. Les renseignements fournis par la malade au médecin sont souvent pour lui une cause d'erreur, et il se voit parfois réduit, pour ne pas se laisser entraîner loin de la vérité, par les exagérations et les supercheries des personnes atteintes de cette névrose, à ne s'en rapporter qu'aux phénomènes qu'il observe par lui-même, et à ne tenir compte que dans une mesure très-restreinte des faits souvent si bizarres qui lui sont rapportés.

Les symptômes : douleur, paralysie, anesthésie, sont ceux sur lesquels il devra le plus se mettre en garde. « Si les malades, dit Niemeyer, dans son *Traité de pathologie* (2ᵉ édit., t. II, p. 359), savaient que ces anesthésies présentent pour nous un phénomène très-obscur et très-embarrassant, le nombre de ces anesthésiques deviendrait beaucoup plus grand. » Il ne suffit pas, en effet, d'avoir, par les méthodes qui sont à notre portée, découvert certains phénomènes chez une hystérique pour baser sur l'observation consciencieuse de ces troubles une histoire des complications de l'hystérie; il faut encore, par un examen sérieux, contrôler chacun des faits que l'on a notés et ne les admettre que si tout soupçon de simulation a été écarté. On sait à quel point ces malades sont possédées du besoin de feindre et sont habiles dans cet art; que ce soit par désir de se jouer du médecin ou dans l'espoir d'obtenir quelques témoignages de compassion. (Niemeyer, *loc. cit.*, 363.)

Ce que nous venons de dire sur l'anesthésie hystérique s'applique également à tous les autres symptômes de l'hystérie; « il n'en est pour ainsi dire pas un seul qui ne puisse être et n'ait été simulé. Il faut que le médecin soit bien pénétré de cette vérité proclamée par les plus grands praticiens, à savoir qu'il n'y a point de borne à l'astuce et au besoin de tromper d'une femme hystérique. » (Tardieu, *Path. méd.*, p. 532.)

Qui ne connaît des faits de malades simulant une paralysie, et se laissant torturer par l'application de vésicatoires, de cautères actuels, de moxas, etc.

Si déjà le diagnostic est difficile lorsque le médecin a acquis la certitude qu'il n'a pas affaire à une maladie simulée, combien les difficultés de l'examen et la réserve imposée à l'observateur deviennent-elles considérables,

quand il sait positivement que la malade qu'il examine
a, comme celle qui fait le sujet de notre première observation, un intérêt bien positif à simuler la maladie. Cette
femme, sous le coup d'une condamnation judiciaire à
laquelle elle espérait pouvoir se soustraire, a-t-elle simulé une affection qui nécessitât son traitement dans un
hôpital dont le séjour fut moins pénible pour elle que
celui de la prison? A-t-elle voulu profiter de la surveillance moins rigoureuse dont on entourerait une malade
paralysée pour prendre la fuite? Enfin dans le cas où il
y aurait eu simulation, la feinte était-elle absolue ou la
malade était-elle atteinte d'une partie des troubles
qu'elle accusait; et alors qu'y avait-il de vrai, qu'y
avait-il de faux dans son état? Tels sont les points qui
donneront un véritable intérêt à notre première observation, et que nous discuterons avec soin après l'avoir
rapportée dans les plus grands détails.

OBSERVATION I.

SOMMAIRE. — **Pas d'attaques d'hystérie antérieures.** — Hémiplégie gauche
survenant brusquement, avec perte de connaissance, à l'occasion d'une
impression morale vive qui détermina l'arrêt des règl's. — Intelligence
conservée. — Perte absolue de la sensibilité générale de la peau et des
muqueuses du côté gauche. — Abolition des mouvements réflexes du même
côté. — Les mouvements actifs sont impossibles et la contractilité et la
sensibilité électro-musculaire sont amoindries. — Les troubles des sens sont
intenses du côté malade. — La vue complétement abolie, anosmie, surdité,
perte du goût et du toucher.
Perte de la parole pendant les premiers jours. — Aphonie au début, reparais-
sant dans le cours de la maladie. — Hémoptysies. — Hématémèses. —
Incontinence d'urine et de matières fécales au début, puis rétablissement
de la fonction.
Amélioration survenant peu à peu sous l'influence de la noix vomique et de
l'électrisation. — Amélioration très-marquée à l'occasion dn retour des
règles. — La malade quitte clandestinement l'hôpital où elle était consignée.
— Examen ultérieur. — Guérison. — Durée de la maladie : six mois environ.
— Discussion de l'observation.

Salle Sainte-Monique, n° 20. Service de M. Frémy, à l'Hôtel-
Dieu.

J... (Amélie), femme E..., âgée de 26 ans, née à Paris, entre
lo 16 septembre 1868 à l'hôpital. Ce n'est que quelques jours
après son admission qu'elle peut donner sur son état les détails
que voici :

La seule maladie qu'elle ait eu à subir, est une fièvre typhoïde ; depuis lors, elle n'a jamais eu de maladie sérieuse. Ré-
glée à 15 ans, elle fit, un an plus tard, une fausse couche de
sept mois, à la suite de laquelle elle eut une pelvi-péritonite
peu grave, du reste ; ses règles avaient toujours été irrégulières
dans leur apparition, quoiqu'elle n'eût pas d'écoulement leucor-
rhéique.

Depuis huit ans, elle vivait en donnant des leçons de solfége,
ce qui fatiguait beaucoup sa poitrine, et voici deux ans qu'elle

a dû renoncer à ce moyen d'existence, à la suite de deux hémoptysies qui, du reste, ne se sont pas reproduites depuis.

Elle n'avoue pas à proprement parler d'antécédents hystériques : elle nie avoir jamais eu d'attaques, de quelque nature qu'elles fussent ; elle nie également avoir été sujette à des envies subites et déraisonnables de rire ou de pleurer ; elle nie avoir jamais ressenti la boule œsophagienne, ni avoir été sujette à des goûts étranges ou à des gastralgies.

D'autre part, au moment de ses règles, il lui arrivait souvent d'éprouver des étouffements. De plus elle était sujette à une névralgie temporo-faciale, qu'elle traitait par l'application de mouches de Milan.

Lors de son arrestation elle était au moment de ses règles, qui se sont arrêtées et n'ont pas reparu depuis.

Pour ce qui est des circonstances qui ont déterminé les accidents pour lesquels elle entre à l'hôpital, on ne peut avoir que des renseignements très-vagues ; car la malade ne répond que par signes aux questions qu'on lui pose le jour de son entrée, et quand elle recouvre l'usage de la parole, elle ne s'explique sur cet objet qu'avec la plus grande répugnance. On sait seulement qu'accusée d'escroquerie, elle fut conduite dans la journée devant le commissaire de police, et que, durant l'interrogatoire que celui-ci lui fit subir, elle fut prise soudain de perte de connaissance avec convulsions ; les gens qui l'accompagnaient, racontèrent qu'une demi-heure après environ, elle reprit ses sens, et demanda à être saignée ; la malade dit ne pas se rappeler cette circonstance. Au bout de trois heures, on l'amène à l'Hôtel-Dieu, où, jusqu'au lendemain matin, elle resta dans l'état suivant :

17 septembre, matin. — On trouve, à la visite du matin, la malade plongée dans la stupeur, la physionomie calme, la face nullement congestionnée ; la peau pas plus chaude que norma-

lement et le pouls sans fréquence. La tête est penchée sur l'épaule gauche et la face tournée du côté opposé ; tous les muscles du cou paraissent contractés.

L'intelligence de la malade est, du reste, entièrement conservée ; quand on lui parle, elle comprend très-bien les questions qu'on lui pose et cherche à répondre par signes ; mais elle ne peut ni parler, ni proférer le moindre son. Elle écrit elle-même les différents renseignements que lui demande l'administration.

Motilité. — On remarque une hémiplégie gauche bien manifeste, mais limitée surtout aux jambes et au tronc, car on ne note pas de paralysie faciale bien marquée. Nous reviendrons sur ce point en parlant des appareils des sens, notamment de celui de la vision. La malade ne peut, comme on le lui ordonne, tirer la langue hors de sa bouche ; elle la renverse au contraire avec force du côté du pharynx, dans le mouvement qu'elle exécute pour y arriver, et dévie la pointe vers le côté gauche.

Quant aux membres, ils sont inertes : la jambe, l'avant-bras soulevés retombent comme une masse le long du corps. La malade ne peut se tenir sur sa jambe ni la fléchir jusqu'à faire un angle de 45° avec la verticale. Les mouvements actifs du côté droit, au contraire, s'effectuent avec une grande liberté.

Sensibilité. — En explorant la sensibilité, on arrive aux résultats suivants : à droite, la sensibilité générale (de contact, pression, température) est normale, on dirait même qu'il y a un léger degré d'hyperesthésie ; car on ne peut pincer, piquer ou brûler légèrement les téguments, sans qu'elle retire aussitôt le membre, en faisant comprendre la sensation qu'elle éprouve. A gauche, au contraire, le sentiment est si bien aboli, qu'on peut enfoncer une épingle profondément dans les tissus, comprimer la main sous un corps lourd, ou pincer vivement la peau, sans exciter le moindre mouvement réactionnel, et sans déterminer la moindre marque de douleur, quelque inattendue qu'ait été l'excitation ; la malade interrogée sur ce qu'elle éprouve, déclare ne rien sentir.

La sensibilité générale est également éteinte à gauche sur toutes les muqueuses, la conjonctive, la muqueuse de Schneider, le conduit auditif externe, la muqueuse buccale, linguale, pharyngée, et même sur les muqueuses vaginale et anale.

Si l'on recherche avec soin la limite précise de l'anesthésie, on arrive à un résultat intéressant : au cuir chevelu, au front, dans toute l'étendue de la poitrine, c'est exactement sur la ligne médiane que se fait la démarcation entre les points sensibles et ceux qui ne le sont plus. On peut facilement tracer cette ligne qui passe par le sommet de la tête, au milieu du front, du nez, des lèvres, du menton, sur l'angle du cartilage thyroïde ; coupe en deux le sternum. Arrivée à l'abdomen elle ne suit plus son trajet médian, mais se dévie un peu à droite, de manière à passer à 3 centimètres environ, à droite de l'ombilic, et à venir tomber sur le pubis environ à cette même distance.

Organes des sens. 1° Langue et voûte palatine. — La langue et le voile du palais sont complétement insensibles du côté gauche ; on essaye toute espèce d'excitants mécaniques de ce côté, sans éveiller de sensations ; le doigt lui-même, introduit sur le côté de la langue, titille la luette à gauche, touche l'amygdale, le voile du palais et ses piliers, promène sa pulpe sur la face dorsale de celui-ci, sur la face latérale du pharynx, arrive à l'épiglotte, l'attire en haut et la relève fortement sans déterminer ni toux, ni nausées, ni marque de perception, ou même de réaction, si légère qu'elle soit ; si le doigt étant placé comme nous venons de le dire, on le fait passer du côté opposé, on voit apparaître, à l'instant, tous les phénomènes réflexes que détermine la présence d'un corps étranger en ces régions.

Même résultat si l'on agit avec des corps sapides : on dépose du sulfate de quinine, du sucre en poudre, du vinaigre, sur le

côté gauche de la langue au moyen d'un pinceau, l'organe étan
préalablement fixé, de manière que ses mouvements ne puissent répandre la substance sapide sur toute sa surface ; on
constate alors que la pointe, le bord, et la base de la langue
sont insensibles aux saveurs. Ces mêmes corps étant ensuite
portés sur le côté droit, la malade éprouve aussitôt une sensation très-prononcée qu'elle laisse voir sur sa physionomie.

2° *Olfaction.* — La sensibilité générale et spéciale de la pituitaire droite est intacte ; la pituitaire gauche, au contraire, ne
paraît impressionnée ni par les agents mécaniques (épingles, etc.), ni par les agents chimiques (ammoniaque), ni par
les substances odorantes. Ces irritations ne provoquent, du
reste, l'éternument que si elles agissent du côté droit.

3° *Ouïe.* — L'oreille droite étant bouchée avec soin, la malade
ne paraît nullement impressionnée par tout ce qu'on peut lui
dire. Inutile d'ajouter qu'elle entend parfaitement de son oreille
droite. Le conduit auditif externe, du reste, est insensible à
gauche ; on enfonce une barbe de plume, une tête d'épingle jusqu'à la membrane du tympan sans causer ni chatouillement ni
douleur.

4° *Vue.* — La conjonctive est insensible ; à plusieurs reprises,
on a pu appliquer en plein la pulpe du doigt sur la cornée du
côté malade, non-seulement sans que la malade détourne la
tête, mais même sans provoquer le clignement ou la contraction de la pupille ; preuve à la fois et de l'insensibilité de la
cornée et de celle de la rétine. Les pupilles sont égales et contractiles. En approchant une lumière, on les voit se contracter
toutes deux ; mais le clignement ne se fait que du côté sain.

Nous reviendrons, du reste, sur l'état de la pupille quand
nous parlerons de l'examen ophthalmoscopique qui ne fut prati-
qué que plus tard.

Mouvements réflexes. — En parlant de la sensibilité des muqueuses sensorielles, nous avons déjà dit que leur excitationl du côté gauche, ne donnait lieu à aucune action réflexé; a, même chose peut s'observer pour l'excito-motricité réflexé de tout le côté gauche ; le chatouillement de la plante des pieds, de la paume des mains, ne détermine aucun mouvement ; du côté droit, au contraire, le pouvoir réflexe paraît exagéré.

Enfin, l'action d'un courant rapidement interrompu est différente à droite, où elle cause une douleur intolérable et des secousses brusques, et à gauche, où l'on voit les muscles soumis à la faradisation se contracter facilement, il est vrai, mais moins brusquement que de l'autre côté et sans causer de douleur.

Chose très-importante à noter, la malade ne peut retenir ni ses urines, ni ses matières fécales.

Tels sont, en résumé, les troubles que présente la malade à son entrée à l'hôpital.

18 septembre. Dans la journée du 17, la malade a eu deux petites attaques qui ont été immédiatement suivies de cyanose, de crachements sanguins et de spasmes des muscles de la face. Chacune de ces attaques, pendant lesquelles les membres du côté droit sont entrés en convulsions de la façon la plus nette, laisse à sa suite du trismus alternant avec du mâchonnement, La malade est plongée dans un profond coma; elle ne répond plus aux questions qu'on lui pose ; à peine si elle paraît les comprendre. Évacuations involontaires d'urine et de matières fécales.

Le 19. Même état que la veille ; le trismus persiste, mais à un moindre degré ; l'intelligence n'est pas encore revenue. On applique des sangsues derrière les oreilles.

Soir. La malade est beaucoup plus calme ; elle a repris toute sa connaissance et est dans le même état que l'avant-veille comme alors, elle comprend ce qu'on dit et répond par signe aux questions qu'on lui pose. Du reste les troubles fonctionnels sont restés les mêmes ; il faut y ajouter pourtant une douleur ellement vive dans le côté droit de la tête qu'elle porte constamment la main vers son front.

On l'engage à parler ; on peut alors, plus nettement que l'avant-veille, constater que, dans les efforts qu'elle fait à cette intention, les muscles du côté droit de la face entrent seuls en jeu, tandis que du côté gauche on constate sans beaucoup de peine un léger abaissement de la commissure labiale.

Le 20. La malade est tout à fait calme : elle rend compte par écrit de ses impressions, se dit débarrassée d'un poids qui gênait sa poitrine et lui causait un sentiment d'oppression, et elle ne se plaint plus que de sa céphalée.

Le 21. Le mieux continue, le bras même semble reprendre peu à peu sa force musculaire. Quand, après l'avoir soulevé, on l'abandonne, il ne retombe plus comme une masse, comme les jours précédents, mais revient à la situation verticale, par une série de saccades indiquant un effort de la malade.

Du reste, elle se met à manger (elle était restée jusqu'alors sans prendre de nourriture) ; mais la difficulté qu'elle éprouve à mouvoir sa langue, rend la mastication et la déglutition fort difficiles ; la mastication ne peut se faire que du côté droit ; la malade dit aussi ne pouvoir avaler que de ce côté (probablement erreur subjective due à l'anesthésie du côté gauche).

Les paupières paraissent également se mouvoir avec promptitude, soit qu'on approche vivement une lumière, soit qu'on irrite la conjonctive avec la tête d'une épingle.

L'amélioration ne fait pourtant que des progrès bien lents.

Le 29. Toujours le même état, à peu de chose près. A peine la malade peut-elle un peu retenir son bras quand on l'élève, et tous ses efforts ne parviennent pas à l'empêcher de tomber.

Du reste l'état général est bon, et malgré la difficulté qn,elle éprouve à manger, la malade se nourrit suffisamment.

12 octobre. Depuis le 8 de ce mois, on électrise la malade sans qu'on ait à noter de changement, quand le 12, au matin, elle parvient à tirer la langue hors de la bouche ; le soir même elle commence à parler, mais sa voix est rauque, voilée, comme si elle était affectée de laryngite ; néanmoins tous les sons sont bien articulés, et peuvent être compris sans peine. La langue est déviée à gauche d'une manière exagérée : son bord gauche couvre la commissure labiale correspondante. On répète l'examen de la sensibilité avec du vinaigre, en pinçant et en piquant la langue : nulle part, ni sur cet organe, ni au palais, la sensibilité n'a reparu. La conjonctive est peut-être un peu plus sensible; son excitation provoque quelques mouvements réflexes ; rien de nouveau aux membres. La malade ne peut ni souffler ni faire un effort.

Le 17. L'électricité est appliquée régulièrement tous les jours, sans que les progrès de la motilité soient appréciables et sans que la sensibilité reparaisse. La vue est toujours aussi troublée ; les téguments aussi insensibles à l'action des excitants physiques et mécaniques.

Néanmoins, il est permis de constater un progrès: La sensibilité tactile est reparue à l'avant-bras et à la main, mais elle est obtuse encore ; le simple contact ne détermine pas de sensation ; mais si on appuie fortement sur la main de la malade, elle sent un corps étranger qui se met en rapport avec son tégument ; elle-même fait remarquer ce fait curieux qu'elle a conscience du toucher, mais qu'elle ne saurait reconnaître quand elle se pique le doigt; la température n'est pas non plus appréciée.

Le 28. La sensibilité n'a pas fait de progrès depuis dix jours: les mouvements sont toujours aussi gênés ; la malade a voulu se lever, mais elle n'a pu se tenir sur ses jambes, qu'avec une grande difficulté ; on l'a envoyée aux douches, mais elle est tombée sur le côté, et l'endroit contusionné dans sa chute a gardé une douleur assez vive. La malade ne distingue même pas la lumière de l'œil gauche.

3 novembre. La malade se lève, marche en traînant la jambe et en s'appuyant aux meubles, comme les hémiplégiques ; elle soulève légèrement le bras gauche et lui imprime des mouvements de totalité, mais elle ne peut mouvoir l'avant-bras, et la moindre résistance empêche tout mouvement du membre paralysé ; la sensibilité n'est point améliorée.

Le 9. La ligne de démarcation entre les parties sensibles et celles qui ne le sont plus, est vérifiée de nouveau et trouvée la même tant pour la peau que pour les muqueuses. La voix est toujours distincte, mais basse et voilée. Le bras gauche se souleve et depuis hier la main commence à remuer : ce mouvement, il est vrai, consiste seulement à ramener à l'adduction le pouce écarté des autres doigts. Les mouvements de la paupière gauche sont complétement revenus, mais l'œil est toujours aussi insensible.

Le 16. La malade remue le petit doigt, un peu l'auriculaire. La voix revient peu à peu.

Le 19. Le pouce, l'annulaire, le petit doigt remuent assez librement ; d'autre part, un peu de sensibilité reparaît depuis quelques jours à la muqueuse oculaire ; elle commence à revenir dans le conduit auditif externe et aux fosses nasales, mais pour le constater, il faut promener l'épingle très-profondément dans ces cavités. La sensibilité cutanée est toujours nulle du côté paralysé ; la sensibilité gustative manque encore complétement dans la moitié gauche de la langue.

10 décembre. La sensibilité oculaire est assez revenue pour que la malade pleure quand on excite la conjonctive un certain

temps par des frictions : la muqueuse nasale paraît sensible aussi : néanmoins l'odorat, l'ouïe, la vue demeurent perdus.

Le 24. La malade commence à se servir de sa main ; la jambe ne paraît pas s'améliorer.

2 janvier. Ce fut à cette époque que nous eûmes pour la première fois l'occasion d'examiner la malade.

Depuis huit jours, la malade prend des doses croissantes d'extrait alcoolique de noix vomique ; sous l'influence de ce traitement, elle sent d'abord des fourmillements, de l'engourdissement dans le côté sain, puis une douleur pulsative dans la région temporo-pariétale correspondante ; enfin apparaît, toujours du même côté, une contracture du sterno-mastoïdien et des douleurs violentes dans le groupe des muscles de l'épaule. Les pilules de noix vomique sont supprimées ; bientôt la contracture qui d'abord était permanente, ne se présente plus qu'à intervalles éloignés, elle disparaît enfin et avec elle les douleurs. Le 6 janvier, cette crise légère est terminée.

Depuis deux mois environ, la malade note une diminution graduelle de l'appétit et l'on observe quelques troubles que l'on attribue à l'anémie.

Le 7. Nous vérifions pour la première fois l'état de la contractilité électro-musculaire. Au membre inférieur, elle se montre très-faible et limitée seulement aux muscles des orteils. L'électrisation est reprise à partir de ce jour.

Le 14. La contraction musculaire sous l'influence des courants induits a presque partout reparu, mais elle est moins franche dans les muscles postérieurs de l'épaule et la portion postérieure du deltoïde, dans le biceps et dans les extenseurs en général ; il en est de même pour le triceps crural et les extenseurs des orteils, ainsi que le jambier antérieur et les péroniers latéraux.

Tous ces muscles néanmoins se contractent plus ou moins,

lors du passage des courants ; de tous, le plus rebelle est le grand pectoral.

La malade donne, pendant cet examen, des marques de vive sensibilité.

Le soir, **M. Berger** et moi, nous fîmes avec le plus grand soin l'examen des yeux de la malade : l'œil gauche, dont l'iris se contracte quand on présente une lumière à l'autre œil, reste dans une mydriase très-suffisante lors de l'examen ophthalmoscopique. Pour l'œil droit, il faut avoir recours au sulfate d'atropine. L'examen donne les résultats suivants :

OEil gauche. Milieux sains ; fond très-pigmenté (la malade est brune de cheveux et a l'iris noir), qui fait paraître plus pâle encore une papille déjà naturellement peu colorée. Les vaisseaux sanguins, artériels surtout, ont néanmoins leur calibre normal ou même un peu augmenté.

OEil droit. Fond plus pigmenté encore, ce qui fait paraître la papille relativement plus pâle que celle du côté opposé ; néanmoins, en l'isolant, on voit qu'elle est un peu plus colorée ; les vaisseaux eux-mêmes sont peut-être un peu plus remplis de sang. Les milieux ne présentent rien à noter.

Le 25. La malade depuis plusieurs jours se sert de sa main ; elle a seulement une grande difficulté à la porter sur la tête ou derrière son dos. Elle remue un peu les orteils et même commence à faire éprouver au pied un commencement de flexion, produit par les extenseurs des orteils.

4 février. Les mouvements de flexion et d'extension du pied sont bien revenus. Au bras, tous les mouvements, sauf ceux du triceps et de la moitié postérieure du deltoïde, le sont aussi. Du reste, la malade exerce continuellement ses muscles dans la journée. Depuis quelque temps aussi, elle est fort sensible à l'électricité, quoique la sensibilité tactile soit toujours absolument nulle.

Le 7. La malade a eu une épistaxis abondante, à la suite de laquelle elle crache et vomit un peu de sang. Après cet accident, elle présente une aphonie complète ou peu s'en faut ; la nuit elle se plaint de dyspnée et les jours suivants quelques hémoptysies reparaissent.

Le 11. L'aphonie, les hémoptysies, la dyspnée et les insomnies continuent ; la toux est presque continuelle, mais a un caractère spasmodique d'origine nerveuse ; l'examen physique des poumons ne permet pas, du reste, d'y reconnaître de lésions récentes ni anciennes.

Les mouvements reviennent de plus en plus dans le pied dont la flexion et l'extension se font maintenant presque normalement, dans la jambe dont tous les muscles se contractent et même dans la cuisse que les muscles parviennent à mettre à angle avec la jambe.

L'œil gauche distingue le côté de la lumière sans voir néanmoins un objet quelqu'éclairé qu'il soit.

Les 27 et 28. Les douleurs pulsatives recommencent à la tempe, on arrête aussitôt l'administration de la noix vomique qui avait été reprise et on cesse tout traitement.

La douleur de la tempe droite persiste malgré l'application d'un vésicatoire morphiné.

3 mars. Les règles reparaissent pour la première fois depuis l'accident, elles sont fort abondantes. En même temps, des modifications remarquables se produisent dans les phénomènes de sensibilité. Le côté gauche du visage est sensible aux impressions qui ne se limitent pas exactement à sa superficie ; aussi tandis que l'attouchement de la joue avec la pointe d'une plume n'est pas perçu, celui du doigt appliqué un peu fort l'est distinctement : le cuir chevelu est insensible, l'oreille aussi ; la sensibilité a reparu au contraire à la région sous-occipitale à la deltoïdienne, à la partie postérieure du bras et de l'avant-

bras. La main elle-même est sensible, mais seulement à la face dorsale.

La sensibilité n'est nullement revenue à la jambe ni au tronc. La langue et la narine sont toujours insensibles; il en est de même de la cornée et presque de la conjonctive. L'œil voit un peu mieux que par le passé surtout à la lumière artificielle.

Les parties profondes de l'arrière-gorge, aussi, sont insensibles ; l'odorat est toujours perdu du côté gauche.

L'ouïe est un peu revenue, mais il existe du bourdondement dans l'oreille gauche.

La malade peut tricoter et faire elle-même sa toilette.

Le 14. La contractilité revenait dans tous les membres; la malade marchait tout en traînant un peu la jambe, elle s'essayait à monter et descendre les escaliers, quand tout à coup elle disparut de l'hôpital. Elle s'était enfuie de l'Hôtel-Dieu où elle était consignée par la police.

Au mois de juin, nous apprîmes que la femme E... avait été reprise et écrouée à la prison de Saint-Lazare. M. Berger dut à l'obligeance de M. Metettal de pouvoir l'y visiter et de recueillir les renseignements suivants sur son état :

29 juin. La malade entre en marchant fort aisément, sans boiter. Elle parle facilement et à haute voix et raconte qu'après s'être enfuie de l'hôpital, elle dut encore garder la chambre plusieurs jours. Au bout d'un mois, elle fut assez bien pour pouvoir aller à Londres, d'où elle revint au bout de cinq semaines. Elle fut découverte par la police le 29 juin et transférée directement à Saint-Lazare, où elle fut mise en cellule. Jamais elle ne demanda à être mise à l'infirmerie, ni même à recevoir les soins d'un médecin.

La malade nie, du reste, énergiquement avoir jamais rien simulé dans le courant de sa maladie.

Motilité. — La malade marchait sans traîner la jambe, l'épaule gauche un peu plus basse que la droite ; les deux mains paraissent également aptes à serrer les objets ; la malade joue du piano ; les deux côtés de son visage se contractent symétriquement ; le clignement est normal. Ce n'est qu'avec répugnance que, sur l'invitation qu'on lui en fait, elle consent à tirer la langue, et l'on remarque qu'elle est déviée comme au plus fort de sa maladie. La malade assure pourtant qu'elle n'éprouve aucune gêne pour mâcher, ni pour parler.

Sensibilité générale. — Elle paraît un peu moindre encore du côté gauche, surtout sur les muqueuses. Le doigt introduit au fond de l'arrière-bouche cause une gêne véritable, mais non le mouvement violent d'expulsion que produit sa présence à droite. La sensibilité est également revenue en grande partie à la conjonctive et à la narine ; le pincement des téguments est un peu moins sensible à gauche qu'à droite, bien que les moindres attouchements soient perçus ; en somme, analgésie plutôt qu'anesthésie.

Organe des sens. — 1° *L'ouïe:* La malade entend des deux oreilles, mieux cependant du côté droit.

2° *L'odorat* est aboli du côté gauche : on engage la malade à sentir un flacon d'essence de roses en l'avertissant au préalable que c'est une fort mauvaise odeur ; à gauche, elle flaire le flacon avec circonspection et sans manifester la moindre surprise, du côté droit, elle aspire aussitôt vivement l'odeur qu'elle trouve agréable.

3° *Le goût* est, dit-elle, intact ; la sensibilité tactile est en tout cas revenue, du côté malade.

4° *Vue :* Le clignement est normal ; la sécrétion lacrymale aussi. Les pupilles sont égales et contractiles. A un mètre de distance, elle peut lire de l'œil droit des caractères de deux centimètres de hauteur, avec des majuscules de quatre environ ; de l'œil gauche elle lit les seconds, mais non les premiers. Du reste, sa vue n'est ni nébuleuse, ni troublée par des phosphènes.

5° *Tact :* Elle reconnaît les objets des deux mains ; du reste, elle joue du piano, et l'on sait que cet exercice est essentiellement une affaire de toucher.

Etat général. — Sauf quelques migraines, elle se dit très-bien portante ; elle tousse encore un peu, mais a de l'appétit, dort et n'a présenté aucun phénomène hystérique, depuis son entrée à Saint-Lazare. Les règles ne sont pas revenues depuis le mois de mars.

Examinons maintenant en détail, en les discutant, la valeur des signes qui nous ont amené à considérer cette malade comme véritablement atteinte d'hémiplégie hystérique. Dans cette étude, nous diviserons les phénomènes que nous avons observés en deux classes : ceux qui sont soumis à la volonté, et ceux qui en sont complétement indépendants. Les premiers sont ceux sur lesquels nous risquons le plus d'être mis en défaut ; à cet ordre appartiennent les troubles de la sensibilité et ceux de la locomotion. Certainement une femme hystérique, simulant une hémi-anesthésie, sent aussi bien les impressions douloureuses qu'une autre personne ; mais elle peut avoir assez de volonté pour réprimer toute manifestation de douleur, fût-ce même cette contraction violente des muscles que l'on remarque sur les patients qui se raidissent contre la douleur d'une opération. On sait pertinemment, d'autre part, que les troubles de la motilité sont ceux que l'on imite le plus aisément et le plus fréquemment. On connaît des observations de malades qui sont restés des mois et des années même au lit, simulant une paraplégie, et se faisant sonder soir et matin au lieu de vider elles-mêmes leur vessie. Mais, dans ces cas, parfois une simulation maladroite peut mettre l'observateur sur la voie du mensonge et éclairer le diagnostic. C'est ainsi que ce n'a pas été sans quelque surprise que nous vîmes toujours notre malade dévier la langue du côté paralysé; il est vrai que, comme l'a fait remarquer M. Richet (*Traité d'anat. chirurg. : de la langue*), on note quelquefois cette déviation de la pointe vers le côté malade, dans le cas où le génio-glosse et le génio-hyoïdien du côté sain, se contractant seuls, attirent vers leurs insertions fixes la base de la langue pour faire saillir cet organe hors de la bouche, et font par conséquent basculer sa pointe en sens inverse; néanmoins ces exemples sont beaucoup plus rares que ceux où la pointe de la langue est déjetée du côté sain. Notre défiance augmenta encore lorsque nous apprîmes de M. Berger que, lors de la visite qu'il fit à cette femme, à Saint-Lazare, les troubles de la motilité étant presque complétement disparus du côté gauche, la déviation de la langue persistait aussi intense que jamais.

Quoi qu'il en soit, jamais, dans le cas que nous avons rapporté, l'on n'a pu tromper la vigilance de la malade ni faire exécuter des mouvements à ses membres paralysés. Il n'en fut pas de même chez une petite hystéro-épileptique, qui simulait une anesthésie avec contracture du côté gauche, et qui était couchée au n° 11 de la salle Sainte-Marie. Si nous ne rapportons pas son observation complète, c'est que, dans son histoire fort complexe, il n'a jamais été possible de démêler exactement ce qu'il y avait de vrai parmi les nombreuses affections qu'elle simulait. Quoiqu'elle ne manifestât aucune douleur quand on la brûlait ou la pinçait, elle ne se prêtait à l'examen qu'avec une répugnance qui prouvait bien qu'elle n'y était pas insensible. Or, un jour qu'elle se plaignait de fièvre, l'interne du service en profita, sous prétexte de lui tâter le pouls, pour découvrir sa main qui-était sous les draps et qui ne présentait aucune trace de contracture ; sur l'observation qui lui en fut faite, elle eut la maladresse de la remettre immédiatement dans la position forcée, et fort habilement simulée d'ailleurs, qu'elle gardait depuis plusieurs semaines. Chez la malade du n° 20 de la salle Sainte-Monique, rien de semblable ne fut observé ; et ce que nous avons dit pour la sensibilité et la motilité, nous le répétons pour les organes des sens ; jamais on ne put surprendre une trace de perception quelque subite et imprévue qu'ait été l'impression : on avait beau lui présenter une odeur repoussante comme une odeur agréable, ou réciproquement, jamais elle ne laissa paraître d'étonnement.

Aussi rien dans notre examen jusque-là ne nous autorise à croire à une simulation.

Etudions maintenant un second ordre de mouvements qui sont tout à fait indépendants de la volonté, et dont la paralysie ne peut guère être simulée.

Chez notre malade, les mouvements réflexes étaient fort diminués; plusieurs et des plus importants étaient abolis. L'éternument, la nausée n'existaient plus lors de l'excitation des muqueuses nasale et pharyngienne du côté gauche, tandis que du côté droit ces actes s'effectuaient normalement : or il est impossible, je crois, de distinguer exactement le point de ces muqueuses que l'on excite, leur sensibilité tactile étant fort obtuse ; la malade donc, alors qu'elle aurait pu dominer assez l'envie d'éternuer ou de vomir pour n'en rien laisser paraître sur son visage, aurait été fort embarrassée de juger dans quel cas il fallait simuler et dans quel autre ce n'était pas nécessaire. De plus, la diminution de la contraction pupillaire, la mydriase modérée, bien différente de celle que certains trompeurs provoquent par l'instillation d'atropine ou l'emploi de frictions belladonées, prouvait l'insensibilité du fond de l'œil correspondant. La pupille, qui réagissait *sympathiquement* lorsque l'autre œil était éclairé, restait dilatée, immobile, quand on regardait l'œil gauche à l'ophthalmoscope; du côté droit, au contraire, il fallait obtenir artificiellement cette dilatation pour apercevoir le fond de l'œil. Nous n'eûmes même pas besoin de recourir au moyen vanté par de Graefe pour juger la question, tant le soupçon de simulation nous paraissait peu fondé de ce côté.

Du reste, comment concilier la diminution et même la perte complète de la contractilité provoquée par la faradisation dans certains groupes de muscles avec l'hypothèse d'une simulation? Ne devrait-on pas admettre ici l'atrophie amenée par les altérations de nutrition dans ces muscles comme seule explication de ce phénomène que nous avons pu constater tous les jours pendant plusieurs mois? On ne saurait en effet avancer qu'il appartient à un individu d'empêcher ses muscles de se contracter sous l'influence d'un courant électrique.

De plus, comment la malade, à moins d'avoir étudié spécialement et avec soin cette question encore si obscure de l'hémiplégie hystérique, aurait-elle précisément reproduit tous les phénomènes si variés et si complexes que Briquet, Voisin et bien d'autres ont notés dans le tableau qu'ils ont fait de cette maladie? Quelque raison que nous eussions de nous défier, nous ne pouvons mettre en doute les résultats de notre examen, et force nous est, s'il existe des exemples authentiques de cette affection, de ranger ce cas parmi les plus nets et les plus tranchés.

Et pourtant, au moment où la malade s'est enfuie de l'hôpital, elle marchait à peine, en s'aidant encore des meubles et des objets environnants; dans cet état, elle n'aurait pu sortir de l'Hôtel-Dieu sans être remarquée. En ce moment, elle simulait donc, et en réalité était moins malade qu'elle ne voulait le paraître.

A l'appui de cette opinion, nous voyons que la contractilité musculaire, sous l'influence de l'électrisation, était presque entièrement revenue vers le commencement de février. Il est même permis de croire que la plus grande partie des phénomènes pathologiques ont disparu, lorsque le 3 mars les règles reparurent et que la malade accusa un mieux notable dans l'état de sa sensibilité. Si elle continua, à partir de ce moment, à feindre une gêne considérable de la locomotion, gêne qui auparavant était réelle, c'est probablement afin d'échapper à la surveillance des gens de service, l'idée de fuir lui étant venue lorsqu'elle s'en sentit les moyens. Telle fut du moins, lorsqu'on lui rapporta les circonstances de cette évasion, l'opinion de M. le professeur Tardieu, dans le service duquel était entrée la malade avant que M. Fremy y vînt remplir les fonctions de médecin.

En résumé, nous nous croyons autorisé à présenter cette observation comme un cas authentique d'hémiplégie hystérique survenue subitement sous l'influence d'une émotion vive ayant déterminé un arrêt des règles.

Observation II.

Sommaire. — Antécédents hystériques. — Paralysie de la vessie survenant
peu à peu, se confirmant en même temps qu'apparaît l'hémiplégie du côté
gauche. — Diminution notable de la sensibilité de la peau et des muqueuses
à gauche ; mouvements réflexes en partie seulement conservés. — Mouvements volontaires très-amoindris et allant toujours en diminuant. — Excitabilité électro-musculaire en partie conservée, sensibilité électro-musculaire
abolie. - Diminution notable dans les diverses fonctions des sens.—Troubles
des fonctions digestives, anorexie, perversion du goût, constipation, etc.—
Toux fréquente, suffocations, hémoptysies ; chloro-anémie marquée.—Paralysie complète de la vessie, insensibilité à l'électrisation. — Aménorrhée.
Guérison survenant dans le cours d'une pneumonie.—Bronchite grave pendant
la convalescence. — Guérison définitive. — Mariage. — Durée de la maladie : huit mois environ. —Discussion de l'observation.

Lucy X..., habitant Soissons, où elle est née, âgée de 18 ans,
vient se faire soigner dans le service de M. Frémy, à l'Hôtel-
Dieu, tous les deux jours, à partir du 18 janvier 1869, sans
toutefois prendre de lit dans la salle.

Elle appartient à une famille fort aisée et a reçu une éduca-
tion très-soignée ; voici les antécédents qu'elle signale :

Antécédents. Dans son enfance, elle n'a fait aucune maladie
grave, mais elle a toujours été sujette à des engorgements
ganglionnaires, de nature strumeuse ; elle s'enrhumait souvent,
toussait et a pris plusieurs érysipèles.

A 11 ans 1/2 eut lieu la première apparition des règles ;
celles-ci étaient généralement fort irrégulières et trop abondantes ; le flux menstruel durait huit jours ; l'intermission était
de vingt jours, mais souvent la fonction subissait des re-
tards. La quantité de sang perdue pendant la période était
considérable.

Du reste, elle était nerveuse et fort impressionnable ; à deux reprises, ses règles s'arrêtèrent sous l'influence de contrariétés légères. Elle était de temps en temps sujette à des « accès de nerfs. »

Cet état s'accompagnait d'une anorexie habituelle, de douleurs névralgiques en différents points, viscérales surtout, et de palpitations cardiaques.

Il y a deux ans, son état chlorotique et les insomnies qui en dépendaient la firent recourir à un traitement par le fer (sirop d'iodure et pilules de Vallet) ; pendant sa durée, elle eut quelques hémoptysies.

Bientôt la tuméfaction considérable de l'abdomen qu'elle présentait, jointe à ses palpitations, firent croire à son médecin qu'il avait affaire à une lésion organique du cœur compliquée d'hydropisie. Elle prit quelque temps de la digitale, puis, le médecin, reconnaissant son erreur, la mit à l'hydrothérapie.

Presqu'en même temps elle commença à remarquer une diminution dans la fréquence des besoins d'uriner ; elle finit par mettre entre les mictions des intervalles énormes, qui allèren t plusieurs fois jusqu'à cinquante heures.

Il y a six mois, elle vint consulter M. Verneuil, qui, croyant découvrir une tumeur dans la région iliaque droite, pensa à une hématocèle rétro-utérine, et fit poser plusieurs vésicatoires sur la région.

Depuis elle fut examinée par M. Axenfeld ; lui aussi crut à l'existence d'une tumeur du petit bassin ; au dire de la malade, il ordonna des frictions belladonées sur son siége présumé et tout un traitement en conséquence.

Néanmoins son état ne fit qu'empirer, et il y a deux mois elle revint à Paris, où elle vit MM. Dolbeau et Frémy, qui instituèrent un traitement à la noix vomique qu'elle suivit quelque temps.

Un léger commencement d'intoxication (convulsions avec perte de connaissance, céphalalgie pulsatile) s'étant déclaré, on renonce à ce moyen, et **M** Frémy envoie la malade se faire électriser tous les deux jours à la salle Sainte-Monique, à l'Hôtel-Dieu.

Elle y vint pour la première fois le 18 janvier. Depuis ce jour nous l'électrisâmes nous-même régulièrement trois fois par semaine, et nous pûmes constater l'état dans lequel elle se trouvait à son arrivée et les modifications diverses qui survinrent dans la suite.

Etat de la malade le 18 janvier 1869.

Sensibilité générale. Elle est extrêmement diminuée, presque abolie dans tout le côté gauche. L... ne sent ni quand on la pince, ni quand on la touche; une forte pression en agissant sur les parties profondes déte:mine seule quelques marques de sensibilité. Celle-ci paraît intacte du côté droit, en sorte que la ligne médiane du corps établit une démarcation, mais peu nette et un peu irrégulière, en zigzag, entre les points sensibles et ceux qui ne le sont pas. Aux alentours de la ligne médiane, en effet, le corps dont le contact était perçu (la pointe d'un crayon par exemple), ne donne plus qu'une sensation diffuse d'abord, puis un peu plus loin nulle.

Organes des sens.— Vue. Du côté malade la vue est très-diminuée; l'œil gauche ne peut lire le numéro d'un lit situé à trois mètres de distance, ni distinguer la gelée qui couvre les vi-.res, ce qu'elle fait à merveille de l'autre œil; du reste la vue binoculaire se fait bien; la malade ne s'était pas aperçue de ces troubles, elle a vu tout au plus quelques phosphènes, quelques lumières, des mouches, quand elle exerçait cette fonction avec trop de persévérance. — Les pupilles sont égales et con tractiles; il n'y a pas de strabisme; la conjonctive oculaire es humide, ainsi que la palpébrale; l'une et l'autre ainsi que cornée sont insensibles.

L'odorat est entièrement aboli à gauche. Un flacon d'essence de verveine ou d'ammoniaque présentés successivement et isolément à chaque narine ne sont sentis qu'à droite. La sensibilité générale de la muqueuse nasale est donc abolie à gauche, de même que la sensibilité spéciale.

L'ouïe aussi est tout à fait abolie à gauche.

Le goût a été exploré avec soin : le sulfate de quinine appliqué en divers points du côté gauche de la langue, n'est reconnu à sa saveur que quand, en frottant la face dorsale contre la voûte palatine, la malade a étendu la substance sapide sur pour les deux côtés. La sensibilité est aussi abolie à gauche toute la joue, les gencives, la moitié de la voûte et du voile du palais, l'amygdale, le pharynx et la luette.

Le toucher n'existe plus : néanmoins, L... a conscience des objets qu'elle tient en main par la résistance qu'elle doit employer pour les soutenir : c'est donc un fait de sensibilité musculaire et non de toucher, à proprement parler.

Motilité. Elle est très-diminuée dans le côté gauche : le bras, la jambe sont affaiblis, mais jusqu'à présent la malade attribuait à son mauvais état général les troubles qu'elle ressentait dans leurs fonctions. En effet, elle traîne la jambe par terre en marchant, et, comme les hémiplégiques, avance transversalement le pied gauche, ce qui ne nécessite aucun effort de flexion de ce membre.

La main gauche non-seulement est plus faible que la droite, mais ne peut exercer aucune pression, quoique les doigts soient agiles; la malade n'avait jusqu'à présent remarqué aucune de ces particularités.

Mais à la face, l'hémi-paralysie du mouvement est encore plus marquée; à la vérité, il n'y a ni strabisme, ni diplopie, ni paralysie du voile du palais, ni déviation de la luette; mais déjà les muscles du visage ne se contractent plus qu'à droite : le nez, tous les traits sont tirés de ce côté, et l'on est frappé de l'immobilité de la face du côté gauche. Même dans les mouvements les plus naturels, les muscles n'entrent en fonction que difficilement : ainsi le clignement s'effectue, mais imparfaitement, et jamais l'œil ne se ferme assez pour que le contact des bords palpébraux ait lieu ; la déviation de la pupille en haut permet d'intercepter les rayons lumineux dans le sommeil.

La langue elle aussi paraît avoir de la tendance à se dévier du côté sain. Quand on la lui fait tirer, la malade la dirige d'abord directement à droite, puis la remet sur la ligne médiane, où elle reste dans une position tout à fait symétrique.

Fonctions diverses.

La voix n'est nullement altérée.

La déglutition n'est pas gênée, quoique l'isthme soit en partie insensible du côté gauche, où la luette serait peut-être un peu entraînée; les fonctions *gastriques et intestinales* laissent beaucoup à désirer comme chez les chlorotiques; à la vérité, elle n'a jamais eu de vomissements, mais à une inappétence, dont on a grand'peine à triompher, la malade joint des goûts étranges : au commencement du traitement elle mangeait du papier jusqu'à se rendre malade, plus tard elle aura un désir immodéré de manger du sable, etc.

Les digestions s'accompagnent de *ballonnement du ventre* sans douleurs, mais atteignant souvent des proportions considérables : elles sont interrompues par la sensation de *boule œsophagienne* si fréquente dans les affections hystériques : souvent des *borborygmes* incommodent la malade. — A cette paresse intestinale, correspond une grande paresse du rectum : la *constipation* cependant ne résiste pas aux lavements.

La *vessie* est absolument *paralysée :* la galvanisation faite soit au travers des parois de l'abdomen, soit, plus souvent, à travers le plexus rénal, de la région lombaire à la région hypogastrique, soit, comme on le répète toujours pendant plusieurs minutes, à travers les parois mêmes de la vessie au moyen d'une sonde conductrice introduite dans ce réservoir et d'un électrode posé sur l'hypogastre, sont sans effet; toutes ces tentatives ne donnent lieu ni à la plus légère contraction de la vessie, comme on peut s'en convaincre, si on fait passer le courant pendant qu'on laisse écouler l'urine au moyen de la sonde, ni même à la moindre sensation de besoin. La vessie se distend jusqu'à tenir quatre ou cinq litres; à partir de ce moment, la malade urine par regorgement : aussi, depuis la durée du traitement on lui a appris à se sonder elle-même, ce qu'elle répète trois fois par jour. Du reste, l'urine que l'on retire est toujours claire, limpide, sans dépôt, de couleur citrine; jamais alcaline, plutôt faiblement acide, complétement inodore.

Elle ne contient ni sucre, ni albumine, quelquefois un peu de mucus. La malade ne se plaint pas de douleurs lombaires.

Fonctions utérines. Elles sont fort dérangées : il y a huit jours que la malade devrait avoir ses règles; elles n'ont pas encore paru ; en revanche, elle perd beaucoup en blanc.

Le toucher ne démontre la présence d'aucune tumeur : joint au palper abdominal, il exclut même complétement l'hypothèse d'un déplacement viscéral quelconque; tous les organes ont leurs rapports normaux.

Au *cœur*, souffle doux anémique, se prolongeant dans lés carotides, les bruits sont rapprochés de l'oreille, vifs et réguliers.

L'examen de la poitrine ne permet pas de supposer l'existence d'une tuberculisation à son début, quoique la malade tousse beaucoup, transpire un peu le soir et soit agitée la nuit : elle se plaint beaucoup d'insomnies.

Enfin, l'*habitus général* de la malade est bon. Elle est assez grasse, pâle il est vrai, mais n'a pas la teinte chlorotique; on dirait, quand elle se tient debout, que son côté gauche est pendu à son côté droit; elle est en effet un peu affaissée et la tête inclinée vers la droite.

Le moral est assez bon; néanmoins la malade est sujette à des découragements fréquents ou quelquefois à de violentes colères.

L'examen laisse, il est vrai, une lacune fâcheuse; on n'a pu examiner les yeux à l'ophthalmoscope : la malade demeurant en ville chez ses parents, on ne peut avoir recours à la mydriase artificielle et les pupilles sont trop centractées pour qu'avec l'éclairage défectueux que nous avons, on puisse voir autre chose que le fond rouge de l'œil dans une étendue si petite qu'on ne peut tirer aucune conclusion de cet examen.

25 janvier. Elle est déjà à sa quatrième séance d'électrisation sans qu'on remarque aucune espèce de changement dans son état.

3 février. Les douleurs que la malade éprouve dans la fosse iliaque droite augmentent à l'époque de ses règles, qui, ce mois comme le précédent, ont fait défaut. La palpation ne permet pourtant de découvrir aucune tumeur dans cette région La toux même a augmenté, les hémoptysies ont reparu à cette occasion : l'examen de la poitrine est renouvelé avec le plus grand soin, sans rien révéler d'inquiétant.

Le 15. Depuis quelques jours, la paralysie des mouvements du côté gauche fait des progrès rapides, c'est à peine si la main peut serrer un objet; elle laisse tomber tout corps un peu lourd; la gêne de la marche est devenue très-considérable. Le corps tout entier est incliné vers le côté droit qui le supporte évidemment; la tête est penchée de ce côté; la face se tourne plus aisément à droite qu'à gauche.

Les muscles du côté malade réagissent néanmoins tout auss bien sous l'influence de l'électricité que ceux du côté opposé.

A a face, la déviation des traits vers la droite est devenue complète, le côté gauche n'a plus que les mouvements qui lui sont communiqués par le côté droit, l'œil ne peut plus se fermer, la langue aussi se dévie directement vers le côté droit de la bouche.

Les sens sont toujours complétement perdus du côté gauche; la vue seule n'est qu'affaiblie : anosmie, surdité, etc., etc.

Il y a un léger écoulement sanguin venant de l'utérus;— l'état général est un peu meilleur; l'appétit revient sous l'influence du régime tonique auquel est soumise la malade et de l'exercice qu'elle prend.

Le 26. Les règles sont revenues, mais les troubles de la motilité et de la sensibilité persistent; ainsi la locomotion se fait si mal, qu'on peut craindre que dans un avenir rapproché la malade ne doive garder le lit. On peut, d'autre part, constater mieux que jamais la complète insensibilité du voile du palais, du pharynx, de la langue, par le moyen suivant : le miroir du laryngoscope est avancé du côté gauche, appuyé au fond du pharynx et sa tige amenée au contact de la luette sans provoquer la moindre nausée; pressant alors la tige métallique contre la luette, celle-ci retombe de l'autre côté, et son bord droit, sensible, touche l'instrument; aussitôt survient un violent effort de vomissement. On peut répéter cette expérience en introduisant le doigt jusqu'à l'épiglotte, elle donne les mêmes résultats.

Strabisme convergent. L'œil gauche étant immobile, la pupille au milieu de la fente palpébrale, la 'prunelle droite paraît se cacher sous la racine du nez. Si on fait mouvoir un objet de droite à gauche (par rapport à la malade), il est bien vu dans toute la moitié droite de son parcours, mais devient trouble et se dédouble un peu plus loin. On remarque, même dans les efforts que l'œil gauche fait pour le suivre, quelques tremblements oculaires.

Mars. Les troubles de la motilité ont un peu cédé; l'état de la contractilité musculaire est toujours fort satisfaisant ; la sensibilité des téguments au toucher, et surtout à l'électricité, est un peu revenue, mais encore fort obtuse. La vessie est toujours dans le même état.

A partir du mois de mars, nous ne revîmes plus guère la malade ; elle alla passer chez elle les fêtes de Pâques et revint après. Elle était dans un état un peu meilleur, avait plus d'appétit, plus de force, ses règles étaient bien revenues, mais les troubles de la motilité et ceux surtout de la sensibilité, quoique un peu moins intenses, persistaient pourtant ; l'électricité, d'autre part, donnait toujours le même résultat négatif pour la vessie.

Vers le milieu du mois d'avril, elle cessa de paraître à l'hôpital, nous ne la revîmes plus. Mais M. Frémy, qui la visita et lui donna des soins chez elle, voulut bien nous transmettre les renseignements suivants :

A cette époque à peu près, il fut appelé chez L..., qu'il trouva souffrant gravement d'une pneumonie au début. Pendant la période d'augment de cette maladie (le 3e jour environ), la malade tout à coup urina sans avoir besoin de recourir au cathétérisme. Un ou deux jours après, la malade cessa de présenter la déviation de la langue qu'on observait précédemment.

M. Frémy explora alors la sensibilité, qui lui parut revenue
en grande partie ; les jours suivants, l'hémiplégie continua
disparaître, et quand, au bout de trois semaines, la guérison
survint, il ne restait plus trace des phénomènes que la malade
avait présentés pendant des mois entiers.

Pendant la convalescence de la pneumonie survint une bronchite accompagnée d'une extrême dyspnée, de vomissements
et de troubles divers qui firent redouter à M. Frémy l'invasion
d'une tuberculisation aiguë.

Néanmoins la malade guérit et put s'en aller à Soissons dans
un état de santé complète.

Notons encore que, pendant la convalescence de cette pneumonie, les règles étaient reparues avec leur durée et leur abon-
dance normales, et qu'elles se sont représentées à l'époque
menstruelle suivante.

Nous apprenons que la malade, de retour dans sa famille, ne
se ressentit en rien des troubles qu'on avait observés précédemment, qu'elle se maria il y quelques mois, et que, depuis
cette époque, elle continue à jouir d'une excellente santé.

Après les détails un peu longs et minutieux dans lesquels nous sommes entré pour justifier notre première
observation, peu de mots nous suffiront pour prouver
l'authenticité de la seconde. Ici la malade n'avait aucun
lintérêt à simuler. Tout le temps de son traitement, elle
disait fort s'ennuyer à Paris et était pressée de retourner
dans son pays. Si la dilatation pupillaire gauche manquait, si l'iris de ce côté était contractile, c'est que l'œil
était amblyopique seulement à un faible degré ; si,
d'autre part, nous n'avons pu constater aucun affaiblis-

sement bien manifeste de la contraction musculaire provoquée par le passage des courants induits, c'est probablement que la paralysie du mouvement était d'abord
trop peu prononcée et, de plus, de trop courte durée
pour amener une perversion de la nutrition dans les
muscles. De plus, les renseignements fournis par une
parente de la malade, personne fort intelligente et qui
ne la quittait pas, nous ont appris que, même lorsqu'elle
ne se croyait pas surveillée, elle présentait la même titu-
bation et la même incertitude de mouvements. Joignons
à toutes ces preuves la torsion bien réelle de la face, qui
est devenue manifeste lorsque l'hémiplégie du mouvement semblait devoir sous peu devenir complète. Ce
signe en effet est un de ceux qu'il ne serait guère possible
de simuler malgré la meilleure volonté du monde.

Observation III.

(Recueillie dans le service de M. le D_r Charcot.)

Sommaire. — Antécédents hystériques bien marqués. — Hémiplégie gauche survenue brusquement sans cause appréciable. Perte de connaissance au début. — Paralysie complète de la sensibilité et du mouvement du côté affecté. Troubles de la vue (hémiopie interne, achromatopsie), de l'ouïe, de l'odorat, du goût ; abolition du toucher et du sens musculaire à gauche. — Toux fréquente, hémoptysies, hématémèses, pertes utérines alternant avec l'aménorrhée.
Paralysie complète de la vessie. — Douleur hypogastrique très-intense. — Plusieurs attaques, dont une avec perte de connaissance, étendant la paralysie au côté droit, où la sensibilité et la motilité reviennent peu à peu. — Contracture dans l'extension du membre inférieur gauche. — En cours de traitement. — Discussion de l'observation.

Eschevery (Justine), infirmière, âgée de 41 ans, né dans le département des Basses-Pyrénées, est admise le 16 juin dans la section des incurables (service de M. Charcot), à la Salpêtrière.

Elle est de taille moyenne, brune, et paraît douée d'un tempérament nerveux et sanguin. Il y a quinze ans, elle a été atteinte d'une fièvre typhoïde qui, dit-elle, n'a laissé aucun trouble à sa suite. Il y a quatre ans, elle eut le choléra.

Mais auparavant déjà (il y a sept ans), elle était un jour tombée sur un foyer allumé, un faux pas avait été la cause de cet accident ; la douleur lui avait fait perdre connaissance et elle avait été gravement brûlée. Elle resta sept ou huit mois malade des suites de cette lésion et complétement aveugle, distinguant à peine la nuit et le jour. Depuis ce jour, elle a toujours présenté des troubles de la vision.

Il y a trois ans, elle était montée sur une échelle, quand elle ressentit une douleur vague, générale, perdit connaissance et tomba sur le sol. L'insensibilité dura trois quarts d'heure environ. Dans la semaine qui suivit, elle eut trois attaques analogues; c'est alors que pour la première fois elle nota des troubles de la menstruation, consistant en pertes abondantes, survenant à l'occasion des règles, et durant quelquefois sept ou huit jours après la fin de la période menstruelle.

Au mois de mai de l'année dernière, d'autres troubles vinrent s'y joindre ; ce fut de l'anasarque accompagnée de palpitations, d'oppression et parfois de vomissements sanguins. Ces accidents durèrent deux mois. Elle était de plus fort constipée et avait continuellement comme un brouillard devant les yeux.

Au mois d'août dernier, elle s'aperçut qu'elle ne pouvait plus uriner à son gré ; au mois d'octobre, la rétention d'urine était déjà complète. Elle eut une nouvelle attaque, à la suite de laquelle elle resta privée de la sensibilité du côté gauche. Du reste, de cette attaque comme des précédentes, elle ne se souvient que vaguement, et la seule indication qu'elle donne à ce sujet et qu'on lui a rapportée est que, pendant sa perte de connaissance, elle « babillait » souvent toute seule.

C'est à la suite de ces accidents qu'elle entra à l'hôpital Necker dans le service de M. Desormeaux qui, bientôt après, la fit passer dans les salles de M. le professeur Lasègue. Depuis son entrée, elle avait eu plusieurs attaques semblables à celle qu'elle présente aujourd'hui.

Enfin, on la fait admettre à la Salpêtrière.

Etat actuel.

Motilité. Paralysie complète avec flaccidité du membre supérieur gauche. Le membre inférieur du même côté est également paralysé, mais présente une flaccidité bien moins prononcée. Quand on cherche à le soulever par la cuisse, la jambe s'élève et le genou ne se ploie qu'en partie, de telle sorte que la jambe n'est pas totalement fléchie sur la cuisse, tant s'en faut, quand le talon quitte le lit.

Les muscles de la face et du cou se contractent normalement, ceux du tronc et de l'abdomen, au contraire, ne paraissent plus obéir à la volonté.

Sensibilité. Il y a une hémi-anesthésie gauche cutanée absolue; la ligne de démarcation des parties sensibles et de celles qui ne le sont plus suit exactement la ligne médiane. Il existe pourtant une zone intermédiaire où les sensations sont de plus en plus nettes, à mesure qu'on se rapproche du côté droit; elle est plus large au cuir chevelu, où elle a 1 centimètre 1/2 à 2 cent. de largeur, que dans les autres portions du corps et même au dos et sur la ligne médiane du sacrum où elle est encore assez notable. A la face elle n'a pas plus de 2 millimètres.

L'anesthésie palmaire et plantaire est complète ; l'excitation des membres ne provoque nulle part d'action réflexe.

Muqueuses. Conjonctive. La conjonctive oculaire est sensible, bien que peut-être à un plus faible degré qu'à l'état normal. La cornée, en tout cas, est très-sensible. Quand on la touche, on provoque un clignement réflexe fort énergique; la malade dit, au contraire, ne rien sentir quand on excite la muqueuse palpébrale.

Oreille. La peau du conduit auditif externe est insensible quand on la pique avec une épingle ; il en est de même lorsqu'on l'enfonce jusqu'au contact de la membrane du tympan. La malade néanmoins paraît avoir une perception vague quand on introduit dans son conduit auditif un corps volumineux qui le distend.

Narines. On a beau titiller la muqueuse nasale, on ne provoque à gauche ni éternument, ni sensation. A droite d'ailleurs, la pituitaire paraît peu sensible.

Bouche. Il en est de même pour les muqueuses qui tapissent la moitié gauche de la bouche, des gencives et même du palais, de son voile, de la luette, des piliers, du pharynx et l'amygdale correspondante. L'introduction du doigt, de ce côté, ne produit pas de nausées, mais il semble répugner à la malade, qui ne se soumet qu'avec peine à cet examen.

Nous n'avons pas pu examiner la sensibilité de la muqueuse anale, vulvaire, vaginale, etc.

Etat des sens.

Vue. La vue est trouble. La malade dit qu'elle voit plus distinctement quand elle ferme l'œil gauche ; nous avons déjà dit quels troubles de l'appareil visuel elle a présentés autrefois ; rien aujourd'hui ne peut révéler une altération récente ou ancienne des milieux. Les deux pupilles sont très-contractiles ; mais si on engage la malade à fixer un objet, on ne peut obtenir qu'elle dirige vers lui le rayon visuel ; elle semble regarder un autre point. Elle répond parfois assez au hasard : cette circonstance rend l'examen plus difficile. Fermant l'œil droit, elle dit voir deux ou trois plumes superposées quand on lui présente une plume horizontalement située, tandis que, si on place cet objet dans le sens vertical, elle dit le voir simple. La malade affirme aussi voir double l'infirmière qui est à deux mètres à droite du lit.

La main étant présentée étendue, les doigts verticalement situés en face du visage, elle dit ne voir que deux doigts ; invitée à les désigner, elle montre ceux qui sont le plus vers la droite.

La malade, du reste, voit à l'ordinaire un brouillard, des mouches volantes, des chandelles, elle n'a aucun strabisme.

M. le Dr Galezowski a observé la malade en détail et a eu la bonté de nous communiquer cette note dans laquelle il rend compte des résultats de son examen.

« La malade présente une hémiopie interne de l'œil gauche avec une diminution de l'acuité visuelle dans tout le champ visuel. Elle ne distingue, en outre, aucune couleur de l'œi gauche, tandis que, de l'œil droit, elle distingue parfaitement toutes les nuances des couleurs. Pour le gauche, il n'y a que le blanc, le noir et le gris qui existent ; toute autre couleur apparaît soit blanche, soit grise ou noire, suivant qu'elle est plus ou moins foncée.

« A l'examen ophthalmoscopique, fait en présence de M. Charcot, nous n'avons rien trouvé ni dans la papille, ni dans la rétine. La papille est tout aussi rouge et normale du côté malade que de l'autre. Le fait d'hémiopie latérale et de l'insensibilité pour les couleurs, je l'ai déjà observé dans les attaques hystériques avec une insensibilité complète de toute une moitié du corps. »

Odorat. La perte de l'odorat paraît complète à gauche. On engage la malade à flairer de l'ammoniaque après lui avoir bouché la narine droite. Au premier moment, elle paraît légèrement surprise, puis elle reste sans rien manifester sur son visage, mais sans paraître non plus aspirer bien vivement le gaz contenu dans le flacon. Elle affirme n'avoir rien absolument senti. On peut dire, il est vrai, que nous avons plutôt agi sur la sensibilité générale que sur la spéciale par ce moyen.

Goût. Le goût paraît aboli dans toute la moitié gauche de la langue, à la base aussi bien qu'à la pointe, à la face dorsale comme à la face inférieure et sur les bords. L'examen de ces diverses parties a été fait avec du sulfate de quinine et avec du vinaigre ; il démontre que la salivation paraît bien plus considérable quand on excite le côté droit que quand on excite le côté gauche de la langue.

L'ouïe est obtuse à gauche.

Troubles divers. La malade, du reste, est dans un état nerveux dont les principales manifestations sont la boule hystérique, sensation qui, chez elle, revient fréquemment, une grande fatigue, de la tristesse, etc. Elle se plaint d'une céphalalgie continuelle qui occupe le côté droit de la tête et principalement la tempe.

Appareil digestif. Peu d'appétit. La malade est sujette, bien que rarement, à des vomissements ; elle n'a, du reste, plus eu d'hématémèses après celles qui signalèrent le début de la maladie. La déglutition est à peine gênée ; souvent elle provoque la toux ; les liquides surtout sont avalés avec peine.

La malade dit ne s'être jamais mordu la langue ou la joue, elle nie avoir jamais saigné de la bouche dans l'acte de la mastication.

Elle est sujette à des ballonnements du ventre, à une constipation opiniâtre qui nécessite l'emploi de lavements et même de purgatifs.

Fonctions urinaires. La vessie est paralysée depuis plus d'un an : il n'existe plus de besoin, la malade est obligée de se sonder quand elle suppose que sa vessie est pleine. Le cathétérisme est fort douloureux, surtout quand les urines sont rares et chargées, ce qui est fréquent ; celles-ci sont rouges et troubles par moments, d'autres fois blanchâtres et comme savonneuses ; l'acide nitrique y précipite des sels que la chaleur redissout. Il n'y a pas d'albumine. Ajoutons qu'au début de la maladie, la patiente a eu quelques hématuries.

Appareil respiratoire. La malade ne tousse pas ; elle est de temps à autre sujette à des accès d'oppression, d'origine nerveuse probablement. Comme elle a eu quelques hémoptysies autrefois, on pratique en avant l'examen physique qui ne démontre nullement la présence de tubercules ; en arrière, cet examen n'a pas été fait.

Appareil circulatoire. Quoique des palpitations inquiètent la malade, le pouls est calme, régulier et ne présente rien d'anormal. L'auscultation du cœur révèle des bruits normaux, sans souffle, mais peut-être un peu éclatants.

Fonctions utérines. Les règles sont fort irrégulières : depuis qu'elle est entrée à Necker, le flux menstruel a disparu et n'a fait sa première apparition depuis lors que la semaine dernière, encore n'a-t-elle été qu'éphémère. En revanche, hors de l'époque des règles, elle a eu à l'hôpital Necker plusieurs hémorrhagies abondantes.

A l'hypogastre, existe une douleur vive : les ovaires, le droit surtout, sont le siége d'une tuméfaction manifeste. On sent comme une corde que les ligaments larges forment au bas-ventre.

Jamais la malade n'a eu de pertes blanches.

Sensibilité et contractilité faradiques. — Il nous reste, pour terminer ce long examen, à éprouver l'action des courants induits violents sur la motilité et la sensibilité.

Cet examen révèle aussitôt ce fait que les muscles réagissent tous sous l'influence des courants interrompus. La malade paraît insensible à cette exploration, mais quand nous voulons employer le même moyen pour constater l'état des muscles abdominaux, elle s'y refuse obstinément, soit par peur (son ventre étant en réalité fort douloureux), soit parce que cette opération ne lui est pas aussi indifférente qu'elle voudrait le faire croire.

M. Joffroy, interne du service, voulut bien nous communiquer les détails suivants sur une attaque qu'eut la malade, peu de jours après son entrée, le 20 juin :

« La malade est dans le décubitus dorsal, les yeux ouvert

et fixes, les pupilles moyennement dilatées. Lorsqu'on l'interroge elle ne répond pas ; elle est insensible du côté droit aussi bien que du gauche. Quand on pince le bras droit, la malade ne fait aucun mouvement volontaire ni réflexe qui indique la douleur.

« Le bras droit, du reste, est flasque, retombe quand on le soulève ; mais de temps à autre, il est animé de quelques mouvements, la face est aussi le siége de convulsions : comme celle que l'on observe au bras, les dernières sont peu fréquentes, saccadées et brusques.

« Les yeux sont fixes, sans aucune déviation ; les pupilles se contractent un peu sous l'influence de la lumière, mais restent pourtant moins resserrées qu'à l'état normal.

« La respiration est faible et si peu marquée qu'on ne peut compter le nombre des inspirations de la malade : les mouvements sont, en outre, fort irréguliers.

« La malade a moussé peu après le début de son attaque : le coma est actuellement profond, quoiqu'il n'y ait pas de râle laryngo-trachéal : de temps en temps, la malade fait une respiration bruyante, profonde, mais sans râles.

« Le pouls est à 96, assez fort.

« La température axillaire à 38°.

« 21 au matin. La malade est encore un peu sous le coup de son attaque ; son intelligence est encore un peu obscure ; elle se plaint de la région de l'aine droite. »

Enfin, jusqu'au 17 juillet, la malade a eu plusieurs vertiges ou attaques incomplètes, n'allant pas jusqu'à la perte de connaissance et dont la dernière a eu lieu la veille du jour où nous l'avons examinée.

7 août 1869. Nous sommes retourné voir la malade qui nous a dit n'avoir eu qu'une seule attaque depuis que nous l'avions vue pour la première fois. Nous la trouvons dans l'état suivant :

La douleur abdominale s'est exaspérée au point de devenir insupportable; le ventre est tendu, ballonné. La malade se dit très-faible, plus nerveuse encore que de coutume ; en effet, sous l'influence de l'émotion que lui cause notre examen, son visage passe en quelques instants de la pâleur livide à la plus vive rougeur ; la moindre pression produit le même effet sur les téguments.

La sensibilité est toujours absolument nulle à gauche ; mais à droite on peut noter une diminution bien manifeste de cette propriété, diminution qui porte surtout sur le membre inférieur, devenu tout à fait analgésique, ce qui n'existait pas lors de notre premier examen : la conséquence en est que la ligne de démarcation entre les points sensibles et ceux qui ne le sont pas est bien moins nette qu'alors et qu'elle nous semble déviée à droite. Tout le côté est le siége de fourmillements, de douleurs, et d'une sensation de froid persistant.

Les muqueuses sont devenues tout à fait insensibles: cornée, conjonctive, isthme du gosier ne donnent plus ni sensation, ni actions réflexes.

La *motilité* elle-même est sérieusement compromise dans le côté droit : la main ne serre plus avec énergie. La jambe est raide, dit la malade, et le pied ne peut plus se mettre dans l'extension. A gauche exactement même flaccidité du membre supérieur, même rigidité du membre inférieur qu'auparavant.

La vessie est toujours absolument paralysée et l'urèthre très-douloureux.

La constipation a fait encore des progrès.

En même temps, l'*appareil digestif* présente comme principaux troubles une dysphagie marquée avec menace de suffocation pendant l'ingestion des aliments et quelques vomissements.

L'*appareil respiratoire* est dans le même état; nous auscultons la malade avec soin et nous ne découvrons rien, ni en arrière,

ni en avant, qui puisse expliquer sa toux presque continuelle ;
la malade n'a plus eu d'hémoptysies.

Circulation. — Indépendamment des congestions passagères
succédant à une ischémie habituelle des téguments, nous avons
noté avec soin la température palmaire: cet examen conscien-
cieux nous a donné pour la paume de la main gauche, 34°,8, et
pour celle de la main droite 35°,2.

Les fonctions utérines sont toujours en fort mauvais état. Les
règles sont venues la semaine dernière, et ont été suivies d'une
hémorrhagie inquiétante qui a eu une durée d'un septénaire
entier.

La céphalalgie est continuelle.

Mais l'examen de la vue surtout a mérité notre attention.
M. le Dr Galezowsky a bien voulu se rendre avec nous dans le
service et a pu y déterminer les faits suivants que nous avons
ensuite été à même de constater nous-même.

Vue. — 1° *Examen des couleurs.* A. *Œil gauche.* Il distingue à
peine, et dans certaines positions seulement en noir, la couleur
rouge-carmin et bleu de Prusse (l'échelle 10 de M. Galezowsky).
Toutes les autres nuances paraissent en blanc.

B. *Œil droit.* Cet œil distingue le bleu ; l'oranger lui paraît un
peu rougeâtre, le rouge-carmin (de l'échelle n° 10) est vu en noir.
Toutes les autres couleurs paraissent blanches. De l'échelle
n° 15, le jaune vague paraît gris et toutes les autres teintes
noires.

2° *Champ visuel :* A. *Hémiopie droite* de l'œil gauche limitée
par une ligne médiane parfaitement verticale.

B. Le *champ visuel* de l'œil droit est limité sur le côté externe
à une distance de 30 centimètres de la première ligne, et sa
ligne de démarcation est aussi une ligne droite verticale.

3° *Examen ophthalmoscopique :* A. *Œil gauche.* La papille gauche
est plus rouge que la droite ; de là un peu moins de netteté de

son contour; cette rougeur est due à la réplétion des capillaires, les gros vaisseaux étaient parfaitement normaux. Cette altération, ainsi que les troubles fonctionnels de la vue, s'est certainement produite depuis le dernier examen.

B. La *papille droite* et le fond de l'œil de ce côté, au contraire, sont identiquement dans le même état que lors de la première inspection.

En résumé, troubles fonctionnels du côté droit survenant à la suite des désordres existant du côté gauche, et suivant la même marche que ceux-ci dans leur invasion. Quant à ce que nous avons cru être de la polyopie à notre premier examen, le trouble observé, coïncidant, du reste, avec une diminution énorme de l'acuité de la vision, consiste en ce qu'un objet placé à peu de distance devant l'œil gauche, paraît multiple ; les images ainsi vues sont troubles, confuses, et ne disparaissent pas lorsqu'on met un verre biconcave devant l'œil. Au contraire, l'objet éloigné paraît unique, mais tellement confus qu'il est impossible presque de déterminer sa forme.

Le 1er septembre, la malade a eu une nouvelle attaque avec perte complète de connaissance pendant plusieurs heures, cette attaque s'accompagne de vomissements et de convulsions identiques aux premières. Le côté droit prit part à ces accidents d'une façon toute particulière et resta inerte pendant plusieurs semaines. Dix ou douze petites attaques se sont présentées depuis cette époque jusqu'au 12 janvier 1870, époque à laquelle nous répétons l'examen de la malade. Ces attaques n'ont en rien modifié les désordres que l'on a constatés, et n'ont aucune relation avec la menstruation qui reparaît d'une façon assez régulière, mais de telle façon que la malade voit ses règles revenir trois fois en deux mois. La durée de l'époque varie entre quatre et six jours ; elle n'a pas eu d'hémorrhagie depuis longtemps.

12 janvier 1870. *Motilité.* — La malade ne s'est pas levée depuis sa crise du 1er septembre, à l'occasion de laquelle la paralysie du mouvement s'étendit au membre du côté droit ; aujourd'hui néanmoins la contractilité volontaire a reparu de ce côté, et bien que la malade accuse encore quelque faiblesse, les membres ont repris, en partie au moins, leurs fonctions.

Le bras gauche est complétement inerte, soulevé, il retombe comme une masse, aucun mouvement, aucune contraction ne se manifestent de ce côté.

Le membre inférieur du même côté est complétement immobile, mais offre un exemple frappant de contracture dans l'extension. Cette contracture persiste depuis le 1er septembre, et n'a subi depuis cette époque aucune modification.

Lorsqu'on applique la main sur la plante du pied préalablement fléchi, et qu'on soulève le membre inférieur, en exerçant une certaine pression sur le pied, on voit au bout d'un instant tout le membre entrer en convulsion et s'agiter avec violence. Si on l'abondonne alors, il retombe lourdement sur le lit, quelques légères contractions se manifestent encore, tout en diminuant, jusqu'à ce que le phénomène ne se manifeste plus que par quelques contractions fibrillaires, qui disparaissent bientôt.

La *sensibilité*, toujours complètement abolie du côté gauche, paraît légèrement diminuée à droite ; de ce côté, le pincement, la piqûre, le chatouillement, la pression, sont perçus par la malade, quoique imparfaitement, tandis qu'à gauche aucune sensation ne vient avertir la malade, qu'on la touche ou qu'on la pique. Aucun mouvement réflexe ne se manifeste de ce côté.

Nous vérifions la ligne de démarcation de la sensibilité, et nous la trouvons un peu élargie. Rien d'étonnant du reste dans ce phénomène, puisque nous notons une légère diminution dans l'intensité des impressions à droite.

Les *sens* sont dans le même état que lors des examens précédents. La *vue* n'est pas meilleure. La malade voit toujours de l'œil gauche les objets d'une ou de plusieurs zones diffuses, qui les lui font paraîtr) doublés ou triplés. L'audition se fait toujours imparfaitement du côté malade, etc.

Les *digestions* se font bien, aussi l'état général de la malade est-il meilleur. La dysphagie, considérable il y a quelques mois, est aujourd'hui beaucoup moins intense.

La malade ne tousse pas, n'a pas eu d'hémoptysie nouvelle, ni de suffocations.

La *vessie* est toujours complétement paralysée, la malade est continuellement obligée de se sonder, les douleurs toujours vives qu'elle éprouve dans le bas-ventre, et peut-être aussi la cystite, causée ou entretenue par le passage des sondes, lui en imposant, et lui faisant croire à la plénitude de sa vessie.

Ce cas a paru tellement authentique à M. Charcot que nous pouvons facilement nous dispenser de le discuter. Il n'hésite pas en effet à l'admettre comme un cas type d'hémiplégie hystérique. Une chose seulement lui paraît s'écarter de ce que l'on trouve le plus souvent chez ces hémiplégiques, c'est l'absence presque complète de contracture dès le début.

Observation IV.

Sommaire. — Hémiplégie droite survenant chez une hystériqu, sans cause appréciable, après la terminaison des règles. — Intelligence intacte, parole complétement perdue pendant quelques minutes ; sensibilité et motilité complétement abolies ; sens abolis ou affaiblis du côté malade. — Retour progressif des mouvements après quelques minutes. — La paralysie redevient complète dans la journée, pour diminuer progressivement les jours suivants. — Les accidents augmentent à l'occasion du retour des règles, diminuent ensuite de nouveau.

Mme X..., âgée de 46 ans, veuve depuis quelques années.

La seule maladie antérieure qu'elle accuse est la gravelle, pour laquelle elle a reçu, pendant un grand nombre d'années, les soins de M. Ségalas. La crainte de voir reparaître cette maladie, lui fait prendre les plus grands ménagements dans son alimentation, elle a peur de manger de la viande et de boire du vin.

Nous apprenons, bien que la malade ne nous en parle pas, qu'elle est atteinte depuis plusieurs années d'un corps fibreux de l'utérus, qui lui occasionne des pertes abondantes au moment de ses époques, qui sont régulières et qui durent de huit à douze jours.

Bien que la malade n'aime pas à en convenir, elle a présenté toute sa vie des accidents très-caractérisés d'hystérie : elle raconte elle-même que souvent elle fut prise d'étouffements extrêmement pénibles, qui forçaient à ouvrir les fenêtres, et pendant lesquels elle croyait qu'elle allait mourir. Ces étouffements venaient le plus souvent sans motif appréciable, quelquefois à la suite d'une légère contrariété ou simplement après le repas ; dans ces circonstances, l'étouffement si plein d'angoisse, dont elle se plaint, était précédé de ballonnement du ventre, et ne cessait que lorsque l'évacuation des gaz avait fait disparaître le météorisme. Les digestions étaient souvent pénibles : nous n'avons pas noté de perversion du goût.

Très-sujette à des douleurs dans les membres, au tégument en particulier, elle nous dit que bien des fois elle a cru s'être blessée et avoir une plaie à une partie quelconque du corps, qu'elle s'attendait à chaque instant à voir s'ulcérer les parties qui étaient si douloureuses. D'autres fois ce sont des douleurs profondes, qu'elle compare à des coups de couteau.

A plusieurs reprises, me dit-on, elle a eu des pertes de connaissance, qui ne laissaient du reste aucune trace.

Un jour, il y a quelques années, après une légère contrariété, voulant se lever de la chaise où elle était assise, elle sentit tout à coup ses jambes fléchir sous elle et ne put éviter une chute sur le parquet. Cet accident ne persista pas.

Depuis quelque temps la malade s'inquiète, et bien qu'elle ait pu faire en ville plusieurs longues promenades sans éprouver les douleurs lombaires que le moindre excès de marche lui occasione habituellement, elle semble prévoir l'accident qui va lui arriver. Des douleurs vagues dans les membres, une certaine excitabilité, lui font voir qu'elle n'est pas dans son état normal.

Le 29 novembre 1869. Les règles étant apparues, la malade se mit au lit et y resta tout le temps de l'écoulement menstruel, comme elle avait coutume de le faire depuis quelque temps.

Les règles durèrent huit jours, sans qu'il se présentât rien de particulier.

Le lundi 6 décembre, les règles étant terminées, la malade voulut se lever; mais au moment de le faire, ne se sentant pas « à l'aise », elle résolut de rester au lit un jour de plus.

Vers dix heures du matin, elle venait de prendre une tasse de chocolat, quand elle sentit tout à coup un engourdissement la prendre dans la jambe droite, gagner le tronc, puis le bras, enfin la face du même côté, le tout s'accompagnant de perte absolue de la parole. On envoie immédiatement chercher M. le Dr Martineau, son médecin; et justement effrayée, une personne qui se trouvait auprès de la malade, sachant que j'étais dans la maison, vint me prier de venir la voir. Quand je vis la malade, il y avait à peine cinq minutes que l'accident était arrivé. Mme X... est très-agitée, la tête légèrement inclinée à gauche, elle cherche à parler, sans pouvoir proférer un son, des larmes abondantes inondent son visage surtout à gauche.

L'*intelligence* paraît tout à fait intacte, et bien que précédemment je n'aie jamais eu l'occasion de lui parler, Mme X..., qui m'a souvent vu dans la maison, sait bien que je suis médecin, et paraît me reconnaître. Elle comprend, du reste, parfaitement ce qu'on lui dit, et se calme par mes paroles rassurantes.

Motilité. — L'hémiplégie droite est bien manifeste, la face est complétement déviée et tirée du côté gauche. Dans les efforts qu'elle fait pour parler, les muscles de ce côté seulement entrent en action. Le bras droit ainsi que la jambe droite sont complétement inertes ; soulevés, ils retombent lourdement.

La *sensibilité* de la peau est complétement abolie à droite ; on peut pincer la joue ou les membres de ce côté sans déterminer la moindre sensation. Les mouvements réflexes sont abolis. Nous faisons appliquer immédiatement des sinapismes aux extrémités.

Au bout de quelques minutes, Mme X..., qui pleure toujours et s'agite constamment, parvient à proférer des sons qui, bien qu'inarticulés, annoncent déjà un peu le retour du mouvement Bientôt quelques légers mouvements se produisent dans la jambe, s'accusent de plus en plus. Les sons deviennent plus articulés, on peut entendre : « Mon Dieu ! mon Dieu ! morte ! morte ! Mes pauvres enfants ! »

Nous faisons remarquer à la malade que l'amélioration se manifeste promptement, et nous l'engageons à rester calme en lui disant que c'est le meilleur moyen que l'accident n'ait pas de suite.

Nous espérons, un instant, voir se réaliser ces présages ; car nous notons bientôt de légers mouvements dans le bras, et des mouvements bien accusés dans les doigts ; la malade peut fléchir la jambe sur la cuisse, mais non la cuisse sur le bassin.

Elle peut maintenant parler sinon nettement au moins se faire comprendre. Elle se tourmente beaucoup, se désole, dit qu'elle va laisser ses enfants orphelins, etc. Quand la malade commence une phrase, elle articule assez bien, ce n'est que vers la fin que, voulant se hâter, sa langue s'embarrasse et qu'elle ne peut plus articuler ses mots. Nous lui faisons remarquer ce fait, et nous pouvons alors causer avec elle assez facilement.

En somme, voici trois quarts d'heure que l'accident s'est produit. La paralysie a été complète, la perte de la parole absolue ; au bout de dix minutes, des mouvements légers, il est vrai, mais réels cependant, se manifestent, et maintenant la malade parle, remue la jambe et commence à remuer le bras.

Notons qu'au moment de l'accident, la malade n'a éprouvé aucune douleur dans la tête, que la face est restée plutôt pâle que colorée, et que tout le côté droit nous a paru refroidi.

M. Martineau voit la malade dans l'après-midi, fait continuer les sinapismes et ordonne un lavement purgatif.

A huit heures du soir, on vint me prévenir que M. Martineau était revenu ; je retourne avec lui voir la malade, et je suis frappé tout d'abord d'une chose; c'est que Mme X... parle plus difficilement que lorsque je l'ai laissée le matin, que le bras et la main sont complétement immobiles ; enfin que les mouvements de la jambe sont presque imperceptibles. Inutile de dire que l'insensibilité est toujours complète.

Le cœur est ausculté avec soin ainsi que la poitrine, et l'on n'y constate aucun désordre.

La malade est plus calme que le matin.

Le lavement n'a pu être gardé un seul instant, et le relâchement du sphincter n'a pas même permis de l'administrer en entier.

M. Martineau, à qui nous faisons part de ce que nous avons observé le matin, n'hésite pas à qualifier ces accidents du nom d'hémiplégie hystérique. Il nous donne alors quelques détails sur les antécédents de cette dame, détails que nous pûmes compléter plus tard, grâce à son obligeance.

7 décembre. La nuit a été assez agitée, la malade a été prise

de suffocation. Elle est toujours extrèmement tourmentée, le sort de ses enfants l'inquiète, car elle se persuade toujours qu'elle va mourir.

Aucun changement notable, du reste, dans son état depuis hier.

La langue est déviée à gauche; nous n'eûmes point l'occasion de constater l'état de la sensibilité des muqueuses.

La vue paraît complétement abolie du côté droit. L'ouïe, de ce côté, est également perdue.

La déglutition se fait assez normalement, ce qui indique la persistance de l'excitation par voie réflexe du voile du palais et du pharynx, et par conséquent un certain degré de sensibilité de la muqueuse.

Les huit premiers jours, les accidents paralytiques diminuèrent graduellement, le mouvement commença à revenir par la jambe, puis la cuisse; de même les mouvements de la main parurent avant ceux du bras. La sensibilité fait tous les jours des progrès. Les sens seulement ne rèviennent pas vite.

Le 18. La malade ne s'aperçoit pas, lorsqu'elle mange, que les aliments s'arrêtent entre le rebord alvéolaire droit, et sa joue. On retrouve ainsi un noyau de pruneau qui y a séjourné pendant quarante-huit heures, sans que la malade l'ait senti.

Traitement : Lavements avec asa fœtida et extrait de valériane.

La malade va mieux, du reste, elle se lève, la jambe droite est faible, cependant elle traîne en marchant, et la malade ne sent pas le sol. Le bras n'agit pas encore.

Le 28. Retour des règles, la malade garde le lit comme d'habitude. Vers le troisième jour de son époque, des suffocations très-intenses se manifestent, surtout la nuit, durant vingt-quatre heures et ne cèdent enfin qu'après l'emploi de deux lave-

ments avec extrait de valériane 50 centigrammes, et asa fœtida
2 grammes. La malade prend aussi des perles d'éther.

M. Martineau ajoute encore de l'eau de Vals, source Saint-
Jean, pour combattre les gaz.

Les règles furent de courte durée, trois ou quatre jours, et au
moment où elles se terminèrent, la malade fut prise d'une douleur de tête épouvantable, et vit en même temps la paralysie
redevenir complète pendant vingt-quatre heures; les sens cependant, dans cette seconde atteinte, parurent plus épargnés
que la première fois.

La malade accuse des douleurs et des fourmillements du côté
sain. Le mouvement est cependant intact de ce côté. Du côté
paralysé, la sensibilité étant obtuse, la malade accuse par place
de l'hyperesthésie, et des douleurs profondes dans les membres.

On remplace les lavements par les pilules suivantes :

Asa fœtida.	1 gramme.
Extrait de valériane.	1 —
Castoréum.	1 —

pour 18 pilules.

En prendre trois par jour.

Le 11 janvier nous pûmes revoir la malade. Nous savons
qu'elle se lève habituellement; mais aujourd'hui, se sentant un
peu fatiguée, elle est restée étendue sur son lit, quoique habillée.
Bien que ma visite ne soit pas imprévue, la malade, très-impres-
sionnable naturellement, comme nous l'avons vu, ne peut se
défendre tout d'abord d'une certaine émotion, c'est avec effu-
sion qu'elle me fait des remercîments de venir la voir, son visage, en général pâle, est alors coloré.

La voix est brève et saccadée, et la malade s'en aperçoit si
bien, qu'elle recommande à sa fille d'en avertir une domestique
nouvellement entrée dans la maison; elle craint que ce ton
bref dont elle ne peut se défaire ne soit mal interprété.

Mme X... est étendue sur son lit, comme nous l'avons dit, elle remue facilement le bras droit ainsi que la jambe de ce côté ; nous ne l'avons pas vu marcher, et nous ne pouvons par conséquent dire si elle traîne ou non la jambe.

Les mouvements sont revenus dans le bras, mais sont encore gênés, la force manque complétement. La sensibilité au pincement paraît assez obtuse, celle à la piqûre est plus nette. Quand Mme X .. touche un objet, elle a bien la sensation du toucher mais n'en peut distinguer ni la forme ni la nature. Elle ne trouve aucune différence entre une main nue et une main gantée avec de gros gants de laine.

Le tact s'opère plus complétement, mais très-imparfaitement néanmoins, quand on appuie avec une certaine force sur la main.

Le bras étant soutenu en l'air, elle a assez nettement conscience de la pression plus ou moins énergique exercée sur la main, pour qu'on puisse croire que le sens musculaire est revenu plus vite que la sensibilité tactile.

La sensibilité est revenue en partie à la joue, où la motilité est encore bien imparfaite ; la langue est sensible, la malade s'est mordue plusieurs fois et s'en est fort bien aperçue. La sensibilité des muquéuses de la bouche est pourtant bien imparfaite encore.

La déglutition, du reste, se fait facilement.

Nous n'avons pas eu l'occasion de constater l'état de la sensibilité gustative ni olfactive.

La vue est en partie revenue à droite, elle n'est pas précisément trouble, elle est « faible » seulement.

L'ouïe paraît presque complétement rétablie de ce côté.

La malade a éprouvé depuis quelque temps quelques contractures, dans le membre supérieur en particulier. Ces accidents, assez fugaces, du reste, mettaient le membre dans l'extension, la main surtout se trouvait dans l'extension forcée.

Depuis quelques jours, des douleurs vagues du côté gauche, un certain degré d'insensibilité de ce même côté font craindre à la malade de voir ces accidents envahir tout le corps. Espérons que ces craintes ne se réaliseront pas. L'état général, du reste, n'est pas mauvais, et la malade mange assez bien.

L'observation que nous venons de rapporter, quoique incomplète sur certains points, qu'il nous eût été difficile d'étudier plus à fond, dans les circonstances particulières où il nous a été donné de voir la malade, a cependant, croyons-nous, un véritable intérêt. Nous n'hésitons pas à regarder cette malade comme véritablement atteinte d'hémiplégie hystérique. Et nous avons pour nous confirmer dans notre opinion celle de M. Martineau, à l'obligeance de qui nous devons certains détails qui nous eussent certainement manqué sans son intervention. Ici la question de simulation ne doit pas même être posée. Et pour nous qui avons assisté au début de la maladie, bien que nous n'eussions à cette époque aucuns renseignements sur les antécédents de la malade, nous ne pûmes nous arrêter un seul instant à la pensée d'une hémorrhagie ou d'une congestion cérébrale; l'idée d'une embolie nous vint plutôt à l'esprit; mais le cœur n'offrait aucune lésion appréciable, l'intelligence était nette, et quand nous vîmes, d'autre part, les pleurs et l'agitation qui accompagnèrent les accidents qui diminuaient sensiblement sous nos yeux, notre pensée s'arrêta bien vite à l'idée d'une hémiplégie hystérique. La suite est venue confirmer notre diagnostic, et nous croyons pouvoir tirer parti de cette observation, malgré ses imperfections, dans l'étude de cette maladie.

Après avoir étudié en détail, comme nous l'avons fait, les principaux phénomènes offerts par nos quatre malades, nous croyons pouvoir faire un tableau succinct, mais complet, de l'hémiplégie hystérique. La description que nous ferons de ces symptômes correspondra à la majorité de ceux que nous trouvons dans les auteurs ; nous essayerons, en passant, d'indiquer les divers aspects sous lesquels ils se présentent, et nous insisterons, en particulier, sur ceux qui nous paraissent avoir été méconnus ou mal interprétés.

SYMPTOMATOLOGIE.

1. *Troubles des fonctions de relation.*

Notons d'abord, pour n'y plus revenir, que, dans l'hémiplégie hystérique, l'on rencontre, comme dans la plupart des manifestations de l'hystérie, quelques troubles intellectuels qui peuvent varier à l'infini. L'étude de ces troubles psychiques, qui n'offrent d'ailleurs rien de particulier pour l'hémiplégie, nous entraînerait trop loin. Nous passerons donc immédiatement aux symptômes qui lui sont plus particulièrement propres.

Sensibilité cutanée.— L'anesthésie cutanée est un sym-

ptôme tellement constant de l'hémiplégie hystérique ,
qu'elle en constitue le moyen de diagnostic le plus sûr
peut-être. L'abolition de la sensibilité cutanée est un des
phénomènes les plus fréquemment observés chez les
hystériques, puisque sur 400 malades atteintes de cette
névrose, M. Briquet a trouvé 240 femmes qui en étaient
affectées, et, sur ce nombre, dans 93 de ces cas, elle occupait une des moitiés du corps. Il n'est presque pas
d'auteurs qui se soient occupés de l'hystérie sans l'avoir
décrite; MM. Voisin (*Gaz. hebd.*, 1858, p. 868) et Mesnet (thèse inaugurale, 1852) en ont réuni un bon nombre d'exemples.

L'anesthésie siége presque toujours du côté gauche.
Sur les quatre malades dont nous avons rapporté l'observation, trois étaient atteintes d'hémiplégie de ce côté,
une seule à droite. M. Briquet porte à 7/2 le rapport qui
exprime la relation de fréquence entre les hémi-anesthésies du côté gauche et celles du côté droit.

Sur huit cas qu'il a réunis dans sa thèse, M. Mesnet
n'en cite pas un où ce dernier côté ait été affecté. On en
trouve une seule observation dans la thèse de M. Prieur
(*Etude sur l'hystérie*, 1859). Enfin on n'en trouve qu'un
ou deux cas dans les recueils allemands.

Nous ne nous arrêterons pas à nous demander la cause
de cette prédilection pour le côté gauche, prédilection
qui n'est pas seulement marquée dans les anesthésies

complètes ; car dans celles qui sont limitées à une région située d'un côté de la ligne médiane, M. Briquet a pu établir les proportions suivantes : La moitié paralysée de la face est toujours la gauche, la moitié gauche du tronc est prise quatre fois plus souvent que la droite, le membre supérieur gauche huit fois plus souvent que le droit, le membre inférieur gauche quatre fois plus souvent que le droit.

On sait que Weber admettait qu'à l'état normal même le côté gauche du corps était plus impressionnable que le côté droit ; et M. Moisin, dans sa thèse (Paris, 1855), s'est plu à faire ressortir la plus grande fréquence des monstruosités, des vices de conformation et même de diverses lésions pathologiques à gauche qu'à droite. Quoi qu'il en soit de ces coïncidences, il serait oiseux de nous étendre sur une particularité dont la raison physiologique doit encore nous échapper.

La plupart du temps, les hémi-anesthésies sont complètes, c'est-à-dire qu'elles occupent également toute la moitié du corps affectée ; c'est du moins ce que nous apprennent et nos quatre observations et la statistique de M. Briquet. Dans deux des cas de M. Mesnet cependant, elle n'était pas absolue.

Passons à un fait généralement indiqué par tous les auteurs : une ligne parfaitement nette divise le corps en deux parties symétriques, l'une sensible, l'autre insensible. Nous avons vu néanmoins que cette règle pouvait souffrir des exceptions ; dans la première observation, où la ligne de délimitation se déviait à 3 centimètres à droite de l'ombilic. La transition des parties sensibles aux parties insensibles n'était pourtant pas si brusque qu'on ne pût remarquer une zone où la sensation était obtuse seulement. Cette zone dont la largeur paraissait déterminée par l'étendue plus ou moins grande de l'élément sensitif de la peau, qui, par conséquent, était beaucoup plus considérable dans les régions peu sensibles (cuir chevelu, épine dorsale) que dans celles qui sont richement pourvues de nerfs (visage, poitrine, etc.), cette zone, dis-je, ne serait-elle pas constituée par des points dont les impressions à l'état normal seraient rapportées aux centres nerveux par des nerfs appartenant moitié à l'un, moitié à l'autre côté ?

Il nous reste à propos de la sensibilité cutanée à parler des diverses modalités de cette sensibilité (sensibilité générale et sensibilité spéciale) et des variations qu'elles subissent dans l'hémi-anesthésie hystérique. M. Briquet n'a jamais noté la persistance de l'une ou de l'autre de ces formes dans les cas si nombreux qu'il a réunis. M. Mesnet, d'un autre côté, s'il parle de la possibilité de la perte de la sensibilité, à la douleur, à la température et au chatouillement avec conservation de la sensibilité tactile ou réciproquement, n'en cite pas d'exemple. Rien non plus dans les observations que nous avons citées ne nous autorise à admettre la séparation de ces facultés.

M. Liégeois cite un fait plus concluant (*Gaz. de Paris*, 1860, 24-25); dans lequel, à gauche, il y a perte des sensations de contact, de chatouillement, de douleur, de toucher même, tandis que la sensibilité aux températures n'est qu'affaiblie. Fait rare, où l'auteur trouve un argument pour revendiquer des conducteurs séparés pour ces divers modes de sensibilité.

L'*anesthésie électro-cutanée* n'est qu'une sorte d'analgésie ou une résistance à la douleur produite par le passage de courants d'induction à travers la peau. Comme telle, elle doit être abolie; elle l'est en effet. Nos deux premières malades se sont laissé électriser très-volontiers des mois entiers au moyen de courants faradiques que ne pouvaient supporter ceux qui les essayaient sur eux-mêmes; et quand elles ont commencé à accuser une sensation obtuse, puis douloureuse, pendant l'électrisation, nous avons accepté ce signe comme le présage d'une prochaine amélioration, qui, en effet, n'a pas tardé à se manifester. La troisième malade témoignait un peu de répugnance à cet examen; peut-être était-ce l'effet d'une crainte naturelle, puisque c'était la première fois qu'on la soumettait à cette épreuve.

Troubles de la sensibilité des muqueuses. — Si nous avons insisté sur l'anesthésie cutanée, il n'est pas moins nécessaire d'appuyer sur l'*anesthésie des muqueuses,* phénomène plus caractéristique encore de l'hystérie que le précédent. On sait que M. Briquet considérait, à tort peut-être, l'insensibilité de la conjonctive gauche comme pathognomonique de cette névrose. On ne s'étonnera donc pas de rencontrer l'anesthésie des muqueuses du côté affecté comme phénomène constant dans l'hémiplégie hystérique. Etudions donc ce qu'il y a de particulier à chacune d'elles. Il est bien entendu que, dans cet examen, nous ne nous occuperons que de la sensibilité générale, et nous laisserons à l'examen des organes des sens tout ce qui aura trait à la sensibilité spéciale de chaque organe.

Dans nos deux premières observations, nous avons noté une insensibilité telle de la conjonctive palpébrale, oculaire, cornéenne même, que le contact de corps étrangers ne déterminait ni sensation, ni action réflexe. Dans les observations de M. Mesnet, les cinq fois où il est fait mention des muqueuses, leur insensibilité, celle de la conjonctive par conséquent fut observée. Nous avons vu pourtant que chez notre troisième malade, le contact du doigt avec la conjonctive oculaire déterminait du clignement. Il ne faudrait donc pas exagérer la constance de ce signe.

Nous savons à quels troubles l'anesthésie de la cornée qui résulte de la paralysie du trijumeau donne naissance; on connaît les théories et les célèbres expériences de Magendie, Schiff et autres sur ce fait : de l'ulcération de la cornée consécutivement à la section du nerf de la cinquième paire dans le crâne. On sait du reste que des cas pathologiques, bien que peu nombreux, de paraly-sie de la cinquième paire, ont reproduit les signes no-tés par les expérimentateurs. Nous avons eu l'occasion d'en observer un cas l'an passé dans le service de M. le Dr Bourdon, à la Charité, et un autre de cette année même, dans le service de M. Frémy, sur un homme de la salle Ange-Gardien, lit n° 17. Rien de semblable ne se produit dans l'hémiplégie hystérique.

Dans nos quatre cas, nous avons reconnu l'insensibi-lité complète de la muqueuse nasale, soit aux actions mécaniques, comme le pincement, le toucher, la pi-qûre ; soit aux actions chimiques, comme celles du gaz ammoniac. L'irritation de ces parties ne provoquait même plus l'éternument, ainsi que nous nous en som-mes assuré souvent. On ne trouve du reste rien de spé-cial mentionné sur ce point dans beaucoup d'observa-tions où l'on a passé sous silence l'état de la sensibilité générale de ces parties, ou même on a confondu cette anesthésie avec l'insensibilité sensorielle de la pituitaire que l'on croyait avoir constatée par le moyen de l'ammo-niaque. On trouve seulement dans l'ouvrage de M. Bri-quet cette remarque que généralement les muqueuses supérieures se prennent les premières. La muqueuse du conduit auditif externe est également insensible.

Passons à l'étude de la sensibilité dans les muqueuses

buccale, linguale, palatine, etc. Il ne s'agit, bien entendu, que de la sensibilité générale de ces parties ; or, sur ce point, les auteurs gardent encore le même silence. Nous en sommes donc réduit aux résultats de nos quatre observations, qui, du reste, concordent parfaitement. Il est de règle de trouver la moitié de la joue, des gencives, la moitié du palais et de son voile, de la luette, y compris l'amygdale et les piliers correspondants, la moitié du pharynx et même de l'épiglotte, et le ligament aryténo-épiglottique complétement, ou peu s'en faut, privés de leur sensibilité ; leur excitation même ne produisant plus d'action réflexe dans l'acte de la déglutition. On peut voir dans l'histoire des malades que nous avons cités, par quel examen répété et par quels essais variés nous sommes arrivé à la plus entière certitude sur ce point, et à repousser l'hypothèse d'une simulation qui dépasserait, croyons-nous, les limites de la volonté.

Sur les malades que nous avons observées, il ne nous a été possible que dans un seul cas, chez la malade qui fait le sujet de la seconde observation, de constater par nous-même la délimitation exacte de l'*anesthésie* à la moitié des *parties génitales*, du *périnée* et de la *région anale*. Dans ce cas, l'exploration du vagin a montré que l'anesthésie en occupait tout le côté gauche. Le même phénomène a été souvent observé par M. Briquet, et M. Voisin en fait un des signes constants de l'hémiplégie hystérique.

Il est d'une grande importance de se rendre un compte exact de l'*intégrité* ou de la *perte* de *la sensibilité de la vessie*. Nous n'avons pu explorer ce fait encore que sur notre deuxième malade. Chez cette jeune fille, la sensation du besoin d'uriner était complétement abolie ; on pouvait distendre la vessie par des injections sans causer de douleurs ; le choc même du bec de la sonde contre les parois ne révélait aucune sensation. Quand, au moyen d'une sonde métallique, on faisait passer un courant induit à travers ses parois, en plaçant un électrode à l'hypogastre, la douleur du côté droit était uniquement rapportée aux téguments ; du côté gauche, il n'y avait aucune sensation. Ce que nous avons observé sur cette malade, on peut, suivant M. Briquet, le remarquer sur presque toutes les hémiplégiques, et c'est par l'abolition du besoin d'uriner, qu'amène cette anesthésie, qu'est causée, suivant lui, la paralysie ou plutôt l'inertie si fréquente qui atteint la vessie. Si cette opinion est vraie, dans certaines limites, il faut attribuer aussi à une anesthésie de la muqueuse rectale, l'inertie du rectum et la constipation opiniâtre qui en est la suite.

Le canal de l'urèthre, au contraire, nous a paru le siége d'une *hyperesthésie* très-vive, due sans doute à la vaginite qui s'était un peu propagée. La douleur vive pendant le cathétérisme a été aussi notée par M. Mesnet dans sa thèse, et par M. Prieur dans sa quatrième observation ; elle s'entretient probablement par le passage des sondes qui doit être renouvelé plusieurs fois par jour.

Hyperesthésies et névralgies. — C'est ici la place de parler de ce qui a trait à l'exagération de la sensibilité générale et aux névralgies qui précèdent ou accompagnent souvent ces anesthésies. Ces troubles, bien que très fréquents dans l'hystérie, ne présentent presque rien de spécial à l'hémiplégie. Comme chez presque toutes les malades affectées de cette névrose, on observe des douleurs parfois très-tenaces suivant le trajet des nerfs, et variant souvent d'intensité et de siége en fort peu de temps. Les jambes en paraissent plus souvent affectées que les membres supérieurs. Dans plus d'un cas la paralysie du sentiment succède à d'atroces douleurs qui avaient envahi successivement les diverses branches d'un nerf.

Les *hyperesthésies* paraissent limitées en certains points, tels que l'urèthre et la région iliaque du côté sain ; mais rien ne prouve dans ces cas que l'on n'a pas affaire à une douleur entretenue par une lésion d'un organe et réveillée par la pression, plutôt qu'à une hyperesthésic nerveuse.

D'autres fois ce sont les membres du côté sain qui paraissent le siége d'un plus grand degré d'irritabilité et de sensibilité ; c'est ce que nous avons noté dans notre première observation.

De tous les phénomènes douleureux, le plus constant est la céphalalgie ; nos quatre malades en étaient affectées, et nous la trouvons mentionnée dans toutes les observations que nous avons entre les mains.

Une douleur vive et persistante dans une des épaules accompagne souvent ces phénomènes et constitue une espèce de *clou hystérique*, phénomène qu'on note si souvent dans cette névrose.

Nous trouvons indiqué dans un cas, une *rachialgie* permanente qui avait précédé de huit mois la perte du mouvement et de la sensibilité.

Notons enfin des *douleurs vagues*, *fugaces*, dont le siége varie autant que l'intensité.

Troubles de la sensibilité profonde. — Généralement, dit M. Briquet, la perte de la sensibilité des téguments s'accompagne de l'anesthésie des tissus qu'ils recouvrent. Les résultats de notre observation concordent parfaitement avec cette opinion. Combien de fois sur nos malades avons-nous enfoncé des épingles jusque dans les muscles, comprimé violemment le doigt dans une étreinte graduelle, ou fait traverser tout un membre par un courant induit, sans provoquer la moindre manifestation de douleur. Ce que nous avons dit de la sensibilité électro-cutanée nous dispense de revenir sur ce point.

On a dit que chez les hystériques, hémiplégiques, la

sensibilité superficielle ou profonde étant anéantie, la piqûre des troncs nerveux ou leur excitation galvanique était perçue et que la sensation était reportée non pas à la périphérie comme cela a lieu ordinairement, mais à l'endroit même qui a été excité. Nous n'avons pu vérifier ce fait.

Troubles des sens. — Des désordres nombreux dans les fonctions des organes des sens caractérisent l'hémiplégie hystérique. Ces désordres consistent dans l'affaiblissement ou l'abolition d'un ou de plusieurs sens; et nous avons dit qu'ils caractérissent cette maladie, car dans la statisque la plus complète et la plus exacte que nous possédions, dans celle de M. Briquet, sur 93 hémiplégiques, 90 présentaient l'altération sensorielle ainsi répartie :

Tous les sens du côté paralysé abolis dans........... 58 cas.
Seulement la fonction de l'œil correspondant......... 16
   — de l'oreille................................... 3
   — de la narine.................................. 3
   — de la moitié de la bouche.................... 1
   — de l'œil et de la narine..................... 5
   — de la narine et de la moitié de la bouche....... 2
   — de l'œil, de la narine et de l'oreille............ 4
   — de l'œil, de la narine et de la moitié de la bouche. 4
   — de l'oreille, la narine et la moitié de la bouche. 4

Voyons donc ce qu'ont de particulier ces troubles dans chaque appareil sensoriel.

Troubles de la vue. — Ce sont les paralysies senso-

rielles les plus fréquentes : on les rencontre à tous les
dégrés. Amaurose dans notre première et notre quatrième observation, emblyopie dans la deuxième, dans
la troisième, ils deviennent plus complexes. Dans cinq
des huit observations de M. Mesnet, il est fait mention
d'un affaiblissement du sens de la vue qui, souvent
considérable, n'est jamais allé jusqu'à la perte totale
des fonctions. Nous avons vu dans quelle proportion
M. Briquet a rencontré ce phénomène qui est également
mentionné par M. Prieur dans sa thèse. La fréquence
de l'amaurose survenant isolément chez les hystériques,
devait du reste faire prévoir ce fait. Néanmoins la perte
complète de la vue paraît un fait rare ; nous l'avons
trouvée notée cinq ou six fois, indépendamment des deux
cas que nous avons observé nous-même ; et toujours
nous avons pu nous convaincre, que comme chez notre
malade de l'observation I, l'examen ophthalmoscopique
avait démontré l'intégrité du fond de l'œil, même
quand la maladie avait duré des mois entiers.

Nous en déduirons comme conséquence forcée que
l'hystérie est cause d'une *amaurose sans lésion,* et que
l'impression continuant à se faire normalement, sur une
surface nerveuse intacte, c'est à l'altération des centres
qu'il faut remonter pour trouver l'explication du
manque de perception. Dans les autres cas la vue n'était
qu'affaiblie ; des mouches volantes, des sensations de
lumières placées au devant des objets obscurcissaient

l'image, en même temps que l'acuité et l'étendue de la vision diminuaient (obs. II), dès que ces malades se fatiguaient un peu, où dès qu'elles fixaient quelque chose avec une attention soutenue.

D'autres phénomènes du côté de la vision marquent encore le cours des hémiplégies hystériques, c'est d'abord la *polyopie* dont nous avons un exemple dans notre troisième observation ; nous avons dit que chèz notre malade les images étaient superposées dans le sens vertical, plutôt que dans le sens horizontal, qu'elles étaient inégales en intensité, que vus de loin, les objets ne donnaient plus qu'une sensation unique mais confuse.

Il nous reste pour en finir avec ces troubles de la vision, à noter l'*achromatopsie*, ou perversion dans la perception des couleurs ; cette perversion, qui accompagne presque toutes les altérations graves de la vue, est ici d'autant plus marquée que le sens est plus compromis dans ses fonctions. Quoi qu'il en soit, d'après notre troisième observation, le rouge et le bleu, le rouge carmin surtout, sont les couleurs qui le plus constamment sont vues en noir. Les autres tantôt apparaissent en blanc, tantôt en gris, tantôt ne donnent qu'une sensation confuse, vague et difficile à classer ; tantôt enfin sont normalement perçues.

Cette obtusion du sens de la vue avait dans la plupart de nos cas, dans le premier surtout, et dans plusieurs

de ceux observés par M. Briquet et les autres auteurs,
la dilatation de la pupille comme conséquence.

Néanmoins la pupille n'était pas paralysée et réagissait synergiquement à l'autre pupille, quand on présentait une lumière à l'œil sain. — Dans l'amaurose hystérique, en effet, l'insensibilité de l'œil à la lumière est ou paraît la seule cause de l'immobilité de l'iris. Nous verrons en parlant du diagnostic quel parti on peut tirer de ce signe.

Troubles de l'odorat. — Quoique l'hystérie s'accompagne souvent de *perversion de l'odorat,* nous n'en avons pas encore trouvé d'exemple dans les hémplégies dues à cette névrose. Si chez nos malades nous n'avons pas observé d'impressions trompeuses de l'odorat, nous n'en avons pas moins noté l'abolition complète de ce sens du côté affecté ; il en fut de même chez tous les sujets observés par M. Mesnet, sauf un. Nous croyons du reste que si ce fait n'est pas noté dans toutes les observations, on le doit uniquement à la difficulté un peu plus grande de cet examen au lit du malade, où l'on n'a souvent d'autre substance odorante à sa disposition que de l'ammoniaque. L'*anosmie* est donc un des signes les plus constants de l'hémiplégie hystérique. Est-elle due à la perte de sensibilité du nerf ou du centre olfactif, ou à des altérations de la muqueuse de Schneider? C'est ce qui nous paraît difficile à juger aujourd'hui ?

Troubles de l'ouïe. — L'ouïe du côté malade est *abolie* complétement, s'il faut en croire l'examen de nos quatre malades. Nous savons bien que M. Briquet dit, que généralement cette paralysie est incomplète et que, sur huit cas observés par M. Mesnet, elle n'est complète que dans quatre cas, incompléte dans deux, nulle dans un autre et que dans le dernier il n'est pas fait mention de l'état de ce sens.

Troubles du goût. — La sensibilité gustative est également perdue pour la moitié de la langue et du palais et dans presque tous les cas d'hémiplégie hystérique. Le sulfate de quinine, une décoction de coloquinte, une solution de sucre, placés sur le côté de la langue atteint de paralysie ne donnent aucune sensation.

Troubles de la motilité.

Paralysies musculaires. — Les troubles de la motilité sont moins graves et le plus souvent moins généralisés dans l'hémiplégie hystérique que dans les hémiplégies avec lésions. On note dans ces cas un *affaiblissement marqué de la motilité*, avec *perte* plus ou moins considéble du *sens musculaire.* Plus rarement, l'on observe, comme chez notre première et notre quatrième malade, une *abolition complète des fonctions de locomotion.*

Le plus souvent la paralysie musculaire envahit le côté affecté par l'hémi-anesthésie, on l'a vu cependant prendre les deux membres inférieurs.

Comme l'hémi-anesthésie, l'hémiplégie du mouvement occupe de préférence le côté gauche, chez les hystériques : sur 93 cas d'hémi-anesthésie, M. Briquet a noté 42 fois la paralysie du mouvement du côté gauche et 13 fois seulement du côté droit ; dans les 38 autres cas elle manquait. De même sur huit hémiplégies gauches, dont M. Mesnet rapporte l'observation, la paralysie du mouvement fut complète une fois, et incomplète les sept autres fois, du même côté.

La paralysie des *muscles de la face* est bien plus rare, si nous en croyons les auteurs, que les autres paralysies musculaires ; pourtant sur nos 4 cas, nous ne la voyons manquer que dans la 3°. Nous l'avons vue assez complète pour déterminer une déviation des traits, qui sont attirés par la tonicité des muscles du côté sain. Dans un seul cas (2° obs.) nous avons observé du *strabisme*.

La *déviation de la langue* est un phénomène aussi fréquent ; nous l'avons trouvée chez toutes nos malades, excepté chez la 3° ; cette dernière, en effet, qui n'avait pas de paralysie motrice de la face, pouvait sortir facilement la langue de la bouche et la tenir droite. Chose curieuse à noter, dans un cas, nous avons trouvé la langue déviée du côté malade, nous avons du reste donné l'explication de ce fait, dans la discussion de l'observation.

La paralysie plus ou moins complète de la glotte peut aussi produire des accidents d'*aphonie*, et peut-être même de *suffocation*.

Il serait peut-être hazardé de rapporter à l'aphonie seule le mutisme que la première de nos malades présenta du 16 septembre au 12 octobre; néanmoins, il faut noter que lorsqu'elle recommença à parler, sa voix était rauque et voilée. Dans ce cas, on peut croire que l'amnésie a bien pu avoir une aussi large part que l'aphonie. Il n'en est pas de même pour l'aphonie qui survint brusquement au mois de février, que nous regardâmes comme une aphonie nettement nerveuse.

Contractures et spasmes. — Les hémiplégies hystériques sont-elles des paralysies avec flaccidité, ou bien les membres privés du mouvement ne restent-ils pas dans un état habituel de contracture ?

M. Charcot attache une grande importance à la contracture dans les paralysies hystériques et dans l'hémiplégie en particulier, il en fait un élément de diagnostic important. La contracture dans l'hémiplégie hystérique serait *initiale* et les membres atteints seraient dans l'*extension*, jamais dans la flexion.

Nous ne retrouvons ce signe dans aucune de nos observations, pas même dans celle que nous empruntons au service de M. Charcot. Ce n'est qu'à une époque avancée de la maladie que nous notons ce fait pour le membre inférieur, chez notre troisième malade, et pour le supérieur pour notre quatrième.

Concluons donc que la contracture des membres dans l'hémiplégie hystérique peut être un phénomène fréquent; mais cependant qu'on doit s'attendre à le voir manquer assez souvent.

De plus, on conçoit facilement que divers spasmes toniques ou cloniques, tels qu'on les rencontre chez les hystériques, puissent compliquer les hémiplégies qui dépendent de cette névrose. Néanmoins ces faits ne nous paraissent pas se présenter avec une fréquence remarquable.

Le sens musculaire est souvent perverti ou aboli (Briquet, Mesnet, etc.). Dès lors, la malade n'a plus conscience des efforts qu'elle fait, peut rester dans des positions incommodes ou même insupportables pour d'autres, que l'on prendrait volontiers pour de la catalepsie. D'autres fois, cette abolition du sens musculaire a pour résultat une incoordination remarquable dans les mouvements, la malade ne sachant plus proportionner ses efforts aux effets qu'elle veut produire. C'est probablement aussi l'absence de tout sentiment de fatigue qui fait que des troubles, pourtant graves de la motilité, passent quelquefois inaperçus.

Irritabilité musculaire. — Aucun point de la symptomatologie de l'hémiplégie hystérique n'a été l'objet de plus de controverses que celui-là. M. Briquet dit très-explicitement que la contractilité musculaire est généralement diminuée ; M. Mesnet est aussi de cet avis, et néanmoins dans deux cas, les seuls, du reste, où il fasse mention de l'état de cette propriété, il l'a trouvée intacte. D'un autre côté, M. Duchenne (de Boulogne), dont l'autorité en pareille matière est bien reconnue, dit que dans les paralysies hystériques « la contractilité électro-musculaire est normale, et que la sensibilité électro-musculaire est, au contraire, diminuée ou abolie » (De l'Électrisation localisée, etc., p. 375). Nous avons vu cependant l'électro-contractilité musculaire amoindrie considérablement dans deux de nos cas, et même presque complétement anéantie dans l'un d'eux. Nous avons noté de même que la sensibilité électro-musculaire était de beaucoup diminuée dans les cas que nous avons observés.

Nous avons donc, pour contester l'opinion de M. Duchenne, non-seulement l'appui d'auteurs dignes de foi, mais nos propres observations.

Comment expliquer ces contradictions, si l'on n'admet que la durée plus ou moins longue de la maladie fait varier ce symptôme suivant les cas. Quand le muscle, en effet, est resté longtemps dans l'inaction, on ne doit pas être très-étonné de le trouver dégénéré Dans le cas, au contraire, où l'électrisation a constamment mis en jeu la propriété musculaire, où la guérison, en outre, est survenue avant que des atrophies secondaires aient eu le temps de se produire, le muscle a conservé sa texture et sa contractilité.

Mouvements réflexes. — En règle générale, on peut dire que, là où la sensibilité est abolie, les mouvements réflexes sont perdus ; là où elle est intacte, ils sont conservés ; là où elle est accrue, ils sont augmentés. C'est ainsi que nous voyons la dilatation de la pupille par insensibilité de l'œil, la gêne de la déglutition par insensibilité des muqueuses du voile du palais et du pharynx, etc.

II. *Troubles des fonctions organiques.*

L'appareil digestif présente des désordres dont les uns sont communs à presque tous les cas d'hystérie, et les autres plus particulièrement propres à l'hémiplégie dépendant de cette névrose.

Dans les premiers, nous rangeons l'*anorexie*, la *perversion du goût*, qui, chez notre seconde malade, qui était d'ailleurs chlorotique, la portait à mâcher du papier, et lui faisait désirer manger du sable ; la *dyspepsie*, les vomissements alimentaires ou pituiteux, etc.; le *météorisme* de l'intestin, les *borborygmes*, qui étaient si marqués également chez cette jeune fille ; la *douleur épigas-*

trique très-vive, qui accompagne souvent les digestions.

Parmi les seconds nous trouvons : la *gêne de la déglu-tion* moins marquée pour les solides que pour les li-quides qui pénètrent souvent dans le vestibule du la-rynx. C'est ainsi que notre troisième malade est forcée d'avaler du « côté sain. » La présence du bol alimen-taire n'excite plus par voie réflexe la contraction du voile du palais et du pharynx du côté malade ; leurs muscles d'ailleurs sont aussi parfois paralysés. La para-lysie partielle de la langue vient encore augmenter, dans ces cas, la difficulté de la déglutition. M. Mesnet note ce phénomène, qui du reste est assez commun, puisque dans les quatre cas que nous avons cités, il n'y en a qu'un (le deuxième) où nous n'ayons pas observé cette dysphagie. La *mastication* et l'*insalivation* sont aussi gênées, en général ; néanmoins nous n'avons pu observer que rarement la morsure de la langue ou de la joue pendant la mastication. Il est à remarquer que, dans un seul cas, chez notre quatrième malade, nous avons pu constater l'accumulation des aliments entre la joue et les arcades alvéolaires, fait que l'on observe si commu-nément dans les paralysies avec lésions ; la *constipation* habituelle aux hystériques est encore plus marquée chez les hémiplégiques. La paralysie motrice et sensitive du rectum en rendent parfaitement compte. Quelquefois pourtant, mais plus rarement cependant, on note l'*in-continence des matières fécales*, qu'il faut rapporter à la perte de tonicité du sphincter anal, ou aux spasmes de ce muscle.

Appareil respiratoire. — Nous ne mentionnerons qu'à peine les troubles de la respiration. Dans les deux cas que nous avons observés à l'Hôtel-Dieu, nous avons noté un ensemble de symptômes qui nous firent craindre l'invasion d'une tuberculisation pulmonaire ; mais l'absence de signes physiques et la marche des accidents nous les firent bientôt rejeter dans la classe des désordres purement nerveux. Ces deux malades, à plusieurs reprises, présentèrent des *hémoptysies* abondantes, une *dyspnée* nocturne, une *toux* sèche et continuelle. Dans le premier de ces cas même, nous observâmes une aphonie bien manifeste.

Les hémorrhagies pulmonaires que nous avons observées tenaient-elles à un trouble mécanique apporté à la circulation, à un changement dans les conditions normales de tension, ou bien à une altération du sang et à une sorte de tendance aux hémorrhagies ? C'est ce que nous étudierons en parlant des troubles de la circulation chez les hystériques hémiplégiques.

Appareil circulatoire. — De même que nous sommes passé rapidement sur les troubles de la digestion et de la respiration qui ne présentaient rien de spécial au cas particulier qui nous occupe, de même nous ne ferons que citer les *palpitations* que nous avons rencontrées chez nos malades, cette tendance aux *lipothymies*, aux *syncopes*, que l'on trouve chez presque toutes les hystériques, et nous arrivons de suite au point dont nous avons déjà fait mention, à la tendance aux hémorrhagies. Ces hémorrhagies sont des *hémoptysies* (dans nos deux premiers cas), des *épistaxis* abondantes (dans le premier), diverses *hémorrhagies interstitielles* (Hippel), un *écoulement de sang* tardif, mais plus abondant que de coutume (Charcot et Brown-Séquard) ; enfin dans presque tous les cas, ou du moins dans un bon nombre d'entre eux, des *pertes utérines* alternant avec l'*absence de menstruation*.

Quand on recherche la cause de ces accidents, on est tenté d'abord de les rapporter à un état du sang dépendant de la manière imparfaite dont se fait la nutrition chez ces malades, ou de l'état chloro-anémique qui en résulte. On sait d'ailleurs que certains auteurs ont mentionné l'apparence scorbutique des hémorrhagies interstitielles qui survinrent chez leurs malades, sous l'influence de légers traumatismes et même de la « faradisation des téguments. » De plus, nous ne pouvons attribuer l'anasarque qui se manifesta au début de la maladie, dans notre troisième observation, qu'à une altération manifeste du sang.

Néanmoins, il est probable que les troubles de la menstruation amènent une modification des conditions mécaniques de la circulation. On peut affirmer que l'absence des règles, si fréquente chez les hystériques, produit cette pléthore « ad molem » des anciens, qui se traduit alors par des hémorrhagies irrégulières, et survenant sous l'influence des moindres causes occasionnelles.

L'abaissement de la température du côté malade a été noté également ; on doit le rechercher surtout dans la paume des mains, au pli du coude, au jarret, en un mot aussi loin que possible des parties centrales.

Fonctions urinaires. — On peut dire que le phénomène le plus ordinaire de l'hémiplégie hystérique après les anesthésies est la *paralysie de la vessie.* Nous la trouvons chez nos quatre malades : complète et formant le premier et le plus persistant de tous les accidents chez notre première et notre troisième ; elle ne fut que passagère chez notre première malade et précédée par une incontinence d'urine ; chez celle qui fait le sujet de notre quatrième observation, nous n'avons observé qu'un peu de paresse vésicale, très fugace, du reste.

M. Briquet place la paralysie de la vessie parmi les phénomènes caractéristiques de l'hémiplégie hystérique, et fait ressortir la différence qui existe entre les hémiplégies et les paraplégies à ce point de vue. Il paraît avoir bien indiqué une des causes de ce désordre, quand il l'attribue à l'absence de besoin d'uriner, qui est la conséquence obligée de l'anesthésie vésicale. Nous croyons devoir ajouter à cette cause la perte de la contractilité des tuniques musculeuses qui ne répondaient plus, chez la malade que mentionne notre deuxième observation, à l'excitation électrique. Malgré les contradictions que l'on trouve à ce sujet dans les auteurs, nous croyons pouvoir affirmer que cet accident est un des plus rebelles que l'on rencontre dans cette affection.

L'*incontinence d'urine* ne s'est présentée à notre connaissance que chez notre première malade et au début de la maladie. Je parle de l'incontinence réelle, et non de cette fausse incontinence qui consiste à uriner par regorgement que l'on rencontre chaque fois qu'il y a une rétention d'urine très-prononcée. On pourrait voir la cause de cette incontinence réelle dans la paralysie du sphincter du col de la vessie; mais, vu la date à laquelle s'est montré le phénomène que nous mentionnons, et la coexistence de spasmes divers dans les muscles du tronc et de la face, il nous paraît plus rationnel de l'attribuer à un spasme musculaire de la vessie.

Nous avons parlé de douleurs qui, dans bien des cas, accompagnent l'émission des urines, et nous croyons en avoir donné la raison.

Resterait à décrire *les altérations des urines*, généralement rendues en grande quantité, claires, un peu mousseuses. Elles ne présentent d'odeur ammoniacale que si on les laisse séjourner trop longtemps dans la vessie. Il n'est pas rare d'y rencontrer un assez grand nombre de sels et principalement de phosphates. Jamais nous n'y avons noté de sucre ni d'albumine.

Fonctions génitales. — Nous passerons entièrement sous silence tout ce qu'on a dit de l'influence des rapports sexuels sur le développement des troubles hystériques et de la coexistence d'érotomanie avec cette maladie. Nous ne sommes pas non plus à même de parler pour ou contre l'assertion de MM. Briquet et Voisin, qui disent que dans les hémi-anesthésies la sensibilité générale des parties génitales étant abolie, leur sensibilité spéciale subsiste encore.

Nous ne pouvons non plus nous étendre sur la variété et la constance des troubles de la fonction menstruelle, des lésions utérines ou vaginales ; la description de tous ces accidents appartient plutôt à l'histoire de l'hystérie en général qu'à celle de la manifestation de cette névrose qui fait le sujet de notre travail.

DIAGNOSTIC.

Si l'on considère le grand nombre d'éléments qui entrent dans l'étude de la symptomatologie hystérique, si l'on remarque surtout que dans un assez grand nombre de cas, il a été impossible d'assigner à un symptôme donné de cette affection un caractère propre, et qui ne se rencontrât pas dans les hémiplégies avec lésions cérébrales, on comprendra aisément que le diagnostic de l'affection qui nous occupe est entouré d'un grand nombre de difficultés. Ajoutez à cela, que lorsque, après avoir diagnostiqué l'hémiplégie, on aura écarté l'idée de lésion cérébrale, un point important sera encore à élucider. La maladie est-elle réelle, ou bien a-t-on affaire à une habile simulation ? Si la maladie est réelle, jusqu'à quel point faut-il apporter foi aux renseignements fournis par la malade ; en un mot, qu'y a-t-il de vrai, qu'y a-t-il de faux ou d'exagéré dans les signes que l'on a à sa disposition pour baser son diagnostic ?

Le diagnostic de l'hémiplégie est facile ; aussi, nous ne comptons pas nous y arrêter ; nous chercherons seulement à différencier l'hémiplégie hystérique des autres hémiplégies.

Dans l'hémiplégie hystérique, la *sensibilité* est à peu près entièrement perdue dans la moitié du corps affectée, sur le tégument externe et les muqueuses ; l'hyperesthésie coïncide avec l'anesthésie dans un grand nombre de cas ; dans les autres hémiplégies, les troubles de la sensibilité sont moindres en général et ne se confirment qu'à une époque avancée de la maladie.

La *motilité* est diminuée et quelquefois complétement anéantie dans l'hémiplégie hystérique, mais d'une façon moins complète et surtout moins générale que dans l'hémiplégie avec lésions centrales. Il n'est pas rare dans le premier cas de voir la paralysie se-borner à un groupe de muscles, tandis qu'elle épargne des muscles voisins; cette paralysie offre d'ailleurs assez souvent une sorte de rémittence que l'on n'observe pas quand on a affaire à une paralysie dépendant d'une lésion centrale.

Les *contractures* dans l'hémiplégie hystérique marquent le début de la maladie, les membres sont portés dans l'extension, tandis que les contractures que l'on rencontre dans les hémiplégies avec lésions cérébrales sont plus manifestes à une époque avancée de la maladie et que les membres sont généralement fléchis.

Les *douleurs* sont fréquentes et siégent surtout aux téguments dans le premier cas; rares dans le second où elles sont le plus souvent profondes.

Les *sens* la plupart du temps compromis ou perdus dans l'hémiplégie hystérique sont le plus souvent intacts ou légèrement pris dans l'hémiplégie dépendant d'autres causes.

La *paralysie de la vessie* et du *rectum* que l'on observe presque constamment chez les hémiplégiques hystériques sont plus rares dans les autres cas.

Le *pouvoir réflexe,* souvent diminué chez les hystériques, est intact ou plutôt accru chez les autres hémiplégiques.

Electro-sensibilité perdue, et électro-contractilité anéan-

tie pour certains muscles, et conservées pour d'autres, dans le premier cas ; intactes dans le second au début et ne se manifestant qu'avec l'atrophie consécutive.

Sensation de froid et abaissement de la température dans l'hémiplégie hystérique, quelquefois abaissement, mais plus souvent élévation de température dans les hémiplégies avec lésions cérébrales.

Si, indépendamment de ces différences constatées par l'examen physique, l'on a affaire à des malades jeunes, ou du moins n'ayant pas dépassé l'âge mûr, présentant des antécédents hystériques ; si surtout ce sont des femmes atteintes de troubles utérins, quels qu'ils soient ; si de plus on constate dans la marche de la maladie, ces alternatives subites de mieux ou de plus mal, liées peut-être à une modification survenue dans l'état général, mais dans tous les cas incompatibles avec l'hypothèse d'une lésion centrale, dont la marche ne peut subir des variations aussi soudaines, on n'aura aucune difficulté à reconnaître une hémiplégie hystérique.

Il ne nous paraît pas inopportun de mentionner ici, en quelques mots, les principales différences qui séparent les accidents hystériques de ceux qui surviennent dans la congestion cérébrale. Dans nos observations I, II, III, en effet, nous avons vu les désordres se manifester à la suite d'attaques et avec un appareil symptomatique qui pouvait en imposer.

Ces attaques se présentent cependant avec des caractères bien différents, qu'elles inaugurent une hémiplégie hystérique, ou qu'elles soient le signe d'une congestion cérébrale. Dans le premier cas, elles sont constituées par des convulsions affectant une forme bien détermi-née. Dans le second, le coma suit immédiatement la chute, qui ne s'accompagne le plus souvent d'aucun pasme ; mais alors la perte de connaissance est assez longue, s'accompagne de stertor, de fréquence et de dureté du pouls, de coloration du visage, etc, tous phé-nomènes qui manquent dans l'hystérie. Alors même que dans ce dernier cas, la malade conserve un peu d'hébétude et ne peut articuler un mot , l'intelli-gence est si bien conservée que, par signes, elle répond jusqu'à un certain point aux questions qu'on lui pose.

Les contractures qui peuvent se manifester dans le cours de ces deux affections affectent, comme nous l'avons vu, des caractères assez différents pour qu'on ne puisse pas s'y méprendre.

M. Mesnet croit devoir appuyer sur le diagnostic différentiel des désordres hystériques et de ceux qui se montrent dans l'intoxication saturnine. Pris isolément, il est vrai, comme M. Mesnet les envisage, chacun des symptômes de l'hémiplégie hystérique peut être con-fondu avec l'amaurose, la paralysie, l'encéphalopathie saturnine ; et encore. Mais réunis, ils ne sauraient laisser de place au doute, et nous ne saurions les envisager autrement sans sortir des limites que nous nous sommes tracées. D'ailleurs, voit-on souvent les accidents saturnins affecter la forme hémiplégique. Notons, du reste, que si une difficulté inattendue se présentait dans le diagnostic à ce sujet, on pourrait s'aider du sexe et de la profession du malade, de la marche de la maladie qui débute dans ce cas par les extrémités du membre supérieur pour gagner le tronc, s'accompagne promptement de l'atrophie des muscles envahis et de la perte complète de l'électro-contractilité musculaire; on aurait enfin le liséré des gencives, etc...

Il nous suffira de dire que l'on a parfois observé, exceptionnellement il est vrai, des cas d'hémiplégie dus à la présence de vers intestinaux, d'affections de l'utérus, de la grossesse, etc., pour que l'on évite facilement une erreur de diagnostic.

Alors que l'on a reconnu chez une malade une hémiplégie et que l'on a cru pouvoir assigner à l'hystérie la cause de cette maladie, l'on devra avec le plus grand soin se mettre en garde contre la simulation et les exagérations auxquelles nous savons ces malades si prédisposées. Tous les symptômes, tous les renseignements devront être examinés un à un avec le plus grand soin. Les questions seront souvent répétées, et l'on ne laissera pas passer une contradiction sans en prendre note. Dès qu'un phénomène paraîtra tant soit peu suspect, on devra recourir à tous les moyens connus pour découvrir la fraude. Nous nous contenterons de signaler celui employé par M. de Graefe pour s'assurer de la réalité de l'amaurose chez ces hystériques. Il place un prisme horizontal devant l'œil réputé sain, en faisant regarder par la malade, dont les deux yeux sont ouverts, une lumière placée à une certaine distance. On lui dit de décrire « les images » qu'elle voit, la malade, qui est sans défiance, puisque l'examen paraît porter uniquement sur l'œil réputé sain, rapporte au prisme le dédoublement de l'image et décrit l'image directe vue avec l'œil sensé malade, et l'image réfractée vue à travers le prisme par l'œil sain. On bouche alors l'œil malade, et, ne voyant plus que la lumière déviée, la patiente s'aperçoit qu'elle a laissé découvrir sa fraude, et y renonce désormais. L'auteur de cet ingénieux procédé découvrit ainsi un cas de simulation chez une hystérique de 16 ans, qui avait résisté à tout examen et était restée impassible devant la menace suivie d'un simulacre d'exécution d'extirpation de l'œil malade.

Si rien dans les phénomènes dépendant de la volonté ne révèle la probabilité d'une fraude, il faudra recourir à l'examen des fonctions qui échappent à la volonté ; je veux parler des actions réflexes ; il n'appartient pas à une malade de ne pas contracter un muscle quand on la pique à l'improviste, il ne lui appartient pas de ne pas éternuer quand on stimule directement sa muqueuse nasale, de ne pas vomir quand on titille la luette, de ne pas suffoquer quand on pénètre dans le vestibule du la-

rynx; personne enfin n'empêchera la pupille de se contracter sous l'influence de la lumière. On objectera
cependant que la mydriase peut être obtenue artificiellement; que, d'autre part, la vue peut être intacte et la
contractilité de l'iris pathologiquement abolie; mais ces
objections tomberont devant cette considération que l'un
des yeux étant insensible et l'autre sensible encore, les
deux pupilles du reste étant contractiles, en vertu de
leur synergie, l'action de la lumière sur l'œil sain fera
resserrer les deux et n'en fera contracter aucune si elle
s'exerce sur l'œil malade. Nous avons eu un exemple
frappant de ce fait dans notre première observation.

Si ces preuves répétées n'ont pas montré de simulation bien évidente, il faudra croire à un véritable cas
d'hémiplégie hystérique. Dans ces conditions, douter
encore serait fermer les yeux à l'évidence, et celui qui
n'admettrait pas dans ce cas une hémiplégie hystérique
pourrait tout aussi bien douter de son oreille quand il
entend le râle crépitant de la pneumonie, et de son toucher quand ses doigts lui transmettent la sensation de
fluctuation.

CAUSES, MARCHE, TERMINAISONS ET TRAITEMENT.

L'affection qui nous occupe étant une des manifestations de l'hystérie, c'est à l'étiologie de cette névrose
qu'il faudrait remonter pour faire l'étude complète de

ses causes; mais nous ne voulons ici qu'indiquer en peu de mots les circonstances qui semblent jouer un certain rôle dans la production de l'hémiplégie, sans entrer dans le détail de celles qui ont amené l'hystérie elle-même.

Les attaques nerveuses antérieures, soit qu'elles indiquent une forme grave de la maladie, soit qu'elles révèlent déjà un trouble considérable de la motilité, paraissent être des causes prédisposantes à l'hémiplégie. Nous l'avons noté 3 fois sur nos 4 cas, et M. Briquet l'a observé 160 fois sur 221 cas de paralysie.

On conçoit aisément l'influence de l'âge et du sexe sur le développement de cette affection ; de même que celle de la profession et du genre de vie. Aucune de nos malades n'avait dépassé l'âge mûr, et presque tous les cas observés se remarquèrent chez de jeunes femmes d'une position assez aisée et se livrant à des occupations sédentaires.

Quand le début de l'hémiplégie est subit, c'est une émotion vive et le plus souvent l'effroi qui en déterminent l'irruption.

On observe encore, mais plus rarement cependant, le développement de ces accidents à la suite d'un arrêt subit des règles.

Notons l'influence bien manifeste de l'augmentation des désordres utérins sur l'aggravation des troubles de la sensibilité et de la motilité.

On pourrait sans doute citer des exemples où l'hémiplégie hystérique se serait développée sous l'influence d'autres causes, mais nous ne croyons pas que ce soit la place de faire cette énumération, qui n'aurait d'ailleurs ici aucun intérêt scientifique ni pratique.

La *marche* de l'hémiplégie hystérique trahit dès l'abord la névrose sous la dépendance de laquelle elle s'est produite. Nulle affection n'est plus bizarre dans ses manifestations et ne trompe davantage par ses irrégularités, les espérances et les craintes du médecin.

Le début est tantôt brusque, tantôt lent et graduel.

Le premier de ces modes d'invasion est, croyons-nous, le plus rare ; deux de nos malades l'ont présenté cependant ; mais, sur les huit observations de M. Mesnet, nous n'en trouvons que deux également dont la maladie ait débuté brusquement.

Dans la plupart des autres cas, ce n'est que peu à peu que l'on voit se dessiner la maladie.

Quand elle ne survient pas subitement sous l'influence d'une vive émotion, d'une suppression de règles, etc., ce sont généralement des troubles de la fonction urinaire, où les douleurs abdominales ou tout autre symptôme intéressant principalement les fonctions de la vie organique, qui inaugurent les accidents. Les troubles de la motilité, ceux de la sensibilité s'y ajoutent souvent, sans que la malade en ait conscience, et, bien que l'augmentation graduelle de ces désordres ne soit pas notée dans la plupart des observations, il n'est pas douteux que ce soit là leur mode d'invasion.

Quand on assiste au dévoloppement de ces troubles, comme nous l'avons pu faire pour notre deuxième malade, l'on voit la contractilité musculaire diminuer en même temps que la sensibilité, et l'on peut craindre que d'un moment à l'autre la locomotion ne devienne complétement impossible.

Le plus souvent, la maladie une fois établie ne fait plus que rester stationnaire, et, chose digne de remarque, alors que la thérapeutique n'amène aucune ou presque aucune modification dans l'état de la sensibilité, des sens ou de la motilité, le moindre changement survenu dans la santé générale retentit sur lui. Parmi ces changements, ce sont ceux des fonctions utérines qui ont le plus d'influence. Dans la deuxième observation de M. Mesnet, dans les deux que nous avons recueillies dans le service de M. Frémy, le retour de la menstruation produisit un mieux sensible ; tandis que nous avons toujours vu que chaque époque menstruelle où les règles n'étaient pas apparues ou s'étaient montrées moins abondantes que de coutume, amenait une aggravation dans l'état de la malade ; c'est ainsi que nous avons vu apparaître des hémoptysies, des convulsions, etc., une aphonie dans la première observation, des troubles plus prononcés de la locomotion dans la deuxième et la quatrième observation.

En revanche, les maladies intercurrentes peuvent diminuer ou faire disparaître les désordres. Ainsi, on a vu
les troubles disparaître pendant la durée d'un érysipèle
dans un cas; dans notre seconde observation, la guérison survint en quelques jours dans le cours d'une pneumonie, et se maintint après que celle-ci se fut terminée
par résolution. Mais des exemples semblables sont néanmoins assez rares.

Il est plus fréquent de voir le retour des menstrues
amener le rétablissement de la santé générale, et quand
l'organisme n'a pas trop souffert ou qu'il a réparé ses
forces, les troubles divers du système nerveux disparaissent tour à tour, la paralysie de la vessie cédant la première
en général, puis les troubles de la motilité, puis ceux de
la sensibilité générale, enfin ceux des organes des sens.

Quand cette terminaison favorable n'arrive pas de la
sorte, on peut encore la voir survenir quelquefois subitement et sans cause appréciable. Mais il est rare que la
guérison produite ainsi par caprice, pour ainsi dire,
soit durable. Dans ces cas, comme dans bien d'autres
du reste, la paralysie récidive.

Nous ne croyons pas, malgré les quelques faits, que
l'on pourrait trouver dans les auteurs, contre notre assertion, que la mort puisse être une terminaison immé-
diate de l'hémiplégie hystérique.

La *durée* des hémiplégies hystériques est subordon-
née, comme nous l'avons vu, à une foule de causes qui

en permettent pas de prévoir l'époque de la terminaison de la maladie.

Le *pronostic* dépendra moins de l'étendue des désordres hystériques que de la certitude qu'on cherchera à avoir que la névrose est invétérée ou récente, liée ou non à des troubles matériels graves; et, dans un grand nombre de cas, il ne faudra espérer la guérison définitive de la maladie que de la ménopause, époque que ne dépassent guère l'hystérie et les accidents qui l'accompagnent.

Nous n'avons que peu de choses à dire sur le *traitement*. Notre expérience ne nous a pas montré de moyen d'action bien efficace contre cette affection, et nous avons dû repousser, en partie du moins, les espérances qu'avait fait concevoir le traitement de M. Duchenne (de Boulogne). Ce n'est pas, tant s'en faut, que nous repoussions l'emploi de la faradisation dans l'hémiplégie hystérique; nous sommes convaincu qu'elle rend de véritables services. Il n'est pas douteux qu'elle n'entretienne l'excitabilité musculaire, et n'empêche, dans une certaine mesure, l'altération des muscles consécutive à l'inertie ; mais nous croyons néanmoins que l'on a beaucoup exagéré ses effets thérapeutiques.

C'est à l'hystérie même et à l'état général que l'on devra s'adresser. L'exercice au grand air, l'hydrothérapie, un régime sévère et tonique, etc., sont des moyens auxquels on pourra, croyons-nous, s'adresser avec quelques chances de succès dans ce cas.

Le but de ce travail ayant été d'étudier principalement la symptomatologie et le diagnostic de l'hémiplégie hystérique, nous avons dû passer rapidement sur
les causes, la marche et le traitement de cette affection.
Ce sujet se rapportait du reste plutôt à l'étude de l'hystérie
en général qu'à celle de la manifestation de cette névrose
que nous nous étions proposé de faire dans ce travail.

TABLE DES MATIÈRES

A. Parent, imprimeur de la Faculté de Médecine, rue Mr-le-Prince, 31.